肺动脉高压

——新药与治疗策略

主　编　樊朝美　华　潞

编　委　(以姓氏笔画为序)

华　潞　闫丽荣　安硕研　许　莉

杨尹鉴　杭　霏　郭曦滢　陶永康

蔡　迟　翟姗姗　樊朝美

U0197578

科学出版社

北京

内 容 简 介

　　本书对肺动脉高压的病因、流行病学、诊断与分型、血流动力学评估和靶向治疗药物等进行了翔实的阐述。重点介绍了近年来国际上对肺动脉高压在诊断与分型方面的更新和靶向治疗药物所取得的最新进展，特别是对近年来出现的有效治疗肺动脉高压的新型靶向治疗药物及其国际多中心临床试验结果进行了详尽的介绍，力求反映出近年来新型靶向治疗药物在肺动脉高压治疗中所取得的最新成就。

　　本书可供心血管内外科、呼吸科、儿科等临床工作者、研究生及从事肺动脉高压研究的人员参考。

图书在版编目（CIP）数据

肺动脉高压：新药与治疗策略 / 樊朝美，华潞主编 .—北京：科学出版社，2017.3
　ISBN 978-7-03-052461-4

Ⅰ.①肺… Ⅱ.①樊… ②华… Ⅲ.①肺性高血压–药物疗法
Ⅳ. R544.105

中国版本图书馆 CIP 数据核字（2017）第 055990 号

责任编辑：杨卫华　戚东桂 / 责任校对：彭　涛
责任印制：赵　博 / 封面设计：龙　岩

科 学 出 版 社 出版
北京东黄城根北街 16 号
邮政编码：100717
http://www.sciencep.com
文林印务有限公司 印刷
科学出版社发行　各地新华书店经销

*

2017 年 3 月第 一 版　开本：720×1000　1/16
2017 年 3 月第一次印刷　印张：10 1/4
字数：184 000
定价：**48.00 元**
（如有印装质量问题，我社负责调换）

前　言

　　肺动脉高压是由已知或未知原因损伤肺血管导致肺动脉内压力异常增高的临床综合征，也是我国重要的公共医疗问题。肺动脉高压在我国的流行病学资料尚不清楚，但有增多的趋势。特发性肺动脉高压虽然发病率不高，但它是对青少年危害极大的疾病，如不予及时干预，其中位生存期仅为2.8年。随着近年来对肺动脉高压发生机制研究的不断深入，人们对其认识已从临床水平逐步进入基因水平，并在诊断及治疗领域取得了令人瞩目的成就，显著促进了肺动脉高压诊治技术的进步。肺动脉高压靶向治疗药物的应用已显现出可以明显改善青少年患者的预后。

　　欧美等发达国家早已对肺动脉高压制定出诊断与治疗指南，且每隔数年对指南进行修订、完善，而我国在该领域的基础研究与临床诊治方面则相对落后，目前制定的肺动脉高压管理指南尚有许多缺陷。国内教科书对肺动脉高压的介绍仍比较浅显与滞后，已不适用于当今肺动脉高压的诊治需要。目前，国内肺动脉高压治疗还存在许多问题，虽然新型靶向治疗药物内皮素受体拮抗剂、5型磷酸二酯酶抑制剂、前列环素类似物等的应用使肺动脉高压的临床治疗效果取得了很大的进展，但是由于有效药物多为孤儿药、药价昂贵，且并未列入我国医保目录，这明显限制了新型靶向治疗药物在我国的临床应用。此外，肺动脉高压的抗凝治疗并不规范，钙离子通道阻滞剂亦存在滥用问题。积累我国肺动脉高压防治的临床经验，开发更加经济的肺动脉高压靶向治疗药物，加强肺动脉高压的规范化防治，才能使更多的肺动脉高压患者获益。为此，我们组织有兴趣从事肺动脉高压诊治的医务人员齐力编写本书。希望通过总结前人的宝贵诊治经验和研究成果，运用通俗易懂的语言向广大医务工作者、研究生及患者提供可靠的专业知识。本书整合了其他肺动脉高压相关著作的内容，力求优选肺动脉高压的诊断方法，提高治疗质量。

　　本书的每一位参编者都为本书的资料收集、撰写投入了极大的热情，付出了辛勤的汗水。我们力图做到对所涉及的内容提纲挈领，让每一位感兴趣的读者能够有所收获。此书能够反映出当今肺动脉高压的关注热点和未来诊治方向，但难免有疏漏之处，敬请广大读者予以指正。

2016 年 12 月

目　　录

第一章　肺动脉高压的概念与临床分类

肺动脉高压（pulmonary hypertension，PH）是肺血管损伤导致肺动脉内压力异常增高的临床综合征。动脉型肺动脉高压（pulmonary arterial hypertension，PAH）是 PH 的一种，曾被认为是"不治之症"，因其临床症状缺乏特异性，极易被误诊。此病发病年龄偏低，75% 的患者集中于 20～40 岁，自然预后差，5 年的生存率仅为 21%。随着对 PH 发病机制认识的深入和新型靶向治疗药物的应用，本病患者临床症状得到控制，生存期得到有效延长，改变了既往药物治疗仅单纯使用扩血管药来降低肺动脉压的局面。临床对 PH 并无特效治疗，当代药物治疗以肺动脉高压靶向药物为主。

第一节　肺动脉高压的定义

PH 是由已知或未知原因引起肺动脉内压力异常升高的疾病或病理生理综合征，可导致右心衰竭甚至死亡。2015 年欧洲心脏病学会（European Society of Cardiology，ESC）肺动脉高压诊断和处理指南将 PH 定义为：静息时右心导管术（right heart catheterization，RHC）测定平均肺动脉压（mean pulmonary arterial pressure，PAPm）升高≥25mmHg。PAPm 为 21～24mmHg 的临床意义尚不明确，如果患者 PAPm 位于这个区间，且有发展为 PH 的可能（如患者有结缔组织病、亲属中有罹患遗传性 PH 者），需密切随访。

根据静息时 RHC 检查得出的血流动力学参数，可将 PH 分为毛细血管前 PH、毛细血管后 PH，其中后者又可进一步细分为单纯性毛细血管后 PH 及同时合并毛细血管前 PH 与毛细血管后 PH。PH 血流动力学的具体定义及其和临床分类的关系见表 1-1。

表 1-1　PH 的血流动力学定义[a]

定义	特征	临床分类[b]
PH	PAPm≥25mmHg	全部
毛细血管前 PH	PAPm≥25mmHg	1 PAH
	PAWP≤15mmHg	3 肺疾病相关型 PH
		4 CTEPH
		5 不明原因的/多种因素导致的 PH

续表

定义	特征	临床分类[b]
毛细血管后 PH	PAPm≥25mmHg	
	PAWP>15mmHg	
单纯性毛细血管后 PH	DPG < 7mmHg 和（或）	2 左心疾病导致的 PH
	PVR≤3WU[c]	5 不明原因的/多种因素导致的 PH
同时存在毛细血管前 PH	DPG ≥ 7mmHg 和（或）	
和毛细血管后 PH	PVR>3WU[c]	

注：DPG. 舒张期压力阶差（舒张期肺动脉压–平均肺动脉楔压）；PAPm. 血平均肺动脉压；PAWP. 肺动脉楔压；PH. 肺动脉高压；PVR. 肺血管阻力；WU. wood 单位；CTEPH. 慢性栓栓塞性肺动脉高压；a. 所有的值都是在静息状态下测得；b. 见表1-4；c. wood 单位等同于 dynes·s/cm^5。

既往常有研究和文献将 PH 和 PAH 相混淆，实际上这两者是完全不同的概念。PAH 是 PH 的一种，其血流动力学特征表现为毛细血管前 PH，即肺动脉楔压（pulmonary artery wedge pressure，PAWP）≤15mmHg，肺血管阻力（pulmonary vascular resistance，PVR）>3 个 wood 单位（wood unit，WU）。如患者为毛细血管前 PH，且排除了肺疾病相关型 PH、慢性血栓栓塞性 PH（chronic thromboembolic pulmonary hypertension，CTEPH）及不明机制和（或）多种因素导致的 PH，可诊断为 PAH。

近年来，有部分学者提出了运动肺动脉高压的概念，特指那些在静息时肺动脉压力正常，但在运动负荷时肺动脉压力升高的患者。然而，鉴于缺乏可信的研究数据，目前的欧美一线指南均未采纳这一概念，仍然根据静息 RHC 检查结果做出诊断。运动肺动脉高压这一概念仍有待进一步研究和探索。

第二节　肺动脉高压的病因和分型

PH 的病因较为复杂，多种疾病均可导致 PH，而 PH 的发生反过来也可促进这些疾病的发生发展，形成恶性循环。总的来说，PH 病因包括遗传机制、结缔组织病、先天性心脏病、门静脉高压、HIV 病毒感染、药物和毒物、左心疾病、肺疾病、慢性肺血管血栓栓塞、肺动静脉阻塞或闭塞及继发于其他疾病。目前部分 PH 病因仍不明，需要进一步探讨研究。

一、遗传机制

目前已明确部分 PH 为遗传疾病。Soubrier 等报道约75% 家族性 PAH 和多达25% 散发 PAH 病因为 *BMPR2* 基因的杂合突变。*BMPR2* 基因共包含 13 个外显子,现有研究表明,除外显子5、10及13外,其他外显子都有突变发生,且外显子6、8和12存在基因多态性。该基因编码骨形成蛋白2型受体,而骨形成蛋白在机体血管细胞增殖调控中发挥着重要的作用,故该基因发生突变可能会导致肺血管细胞增殖调控异常,最终导致PAH。

除 BMPR2 基因外,部分有出血性毛细血管扩张病史和家族史的 PAH 患者中亦可见编码激活素受体样激酶1和内皮糖蛋白的基因及 BMPR1B 与 SMAD9 基因突变,提示 TGF-β 家族参与部分 PAH 患者的发病。部分 PAH 患者全外显子测序可见编码小窝蛋白1(CAV1)和钾离子通道亚家族成员3(KCNK3)的基因的罕见杂合突变。需要注意的是,家族性 PAH 以常染色体显性方式遗传,且其不完全外显性,由于其外显率较低,故大部分携带基因突变的家族成员并不发病,但其仍可将突变基因遗传给下一代,在临床诊疗中需要注意这一点。

肺静脉闭塞病(pulmonary veno-occlusive disease,PVOD)是 PH 的病因之一。Eyries 等对 13 例家族性 PVOD 和 20 例散发并经组织学确诊的 PVOD 患者进行了全基因组测序,结果表明所有的家族性 PVOD 和25%散发 PVOD 患者存在真核细胞翻译起始因子2α激酶4(eukaryotic translation initiation factor 2 alpha kinase 4,EIF2AK4)双等位基因突变,提示该基因突变是家族性 PVOD 和部分散发性 PVOD 患者的病因,但具体发病机制仍有待进一步研究。

综上所述,遗传机制是 PH 的病因之一。随着生物医学技术的发展、全基因组测序技术的普及,有望在不久的将来对其机制进行更深刻的阐述。

二、结缔组织病

结缔组织病患者常合并 PAH。流行病学调查表明,在欧美国家,结缔组织病相关性 PAH 是除特发性肺动脉高压(idiopathic pulmonary arterial hypertension,IPAH)外第二常见的 PAH 类型。系统性硬化(systemic sclerosis,SSc)特别是其局限型是美国和欧洲结缔组织病相关性 PAH 的主要病因,在 SSc 大规模队列研究中,血流动力学表现为毛细血管前 PH 的发病率为 5% ~12%。在亚洲,则常见系统性红斑狼疮导致 PAH。除上述两种疾病外,混合结缔组织病、类风湿关节炎、皮肌炎及干燥综合征亦常为 PAH 的病因。

结缔组织病导致 PH 的机制可能有下列几个原因。①结缔组织病累及肺血管:如累及毛细血管前小动脉,则为 PAH;如累及毛细血管后小静脉,则为PVOD。②结缔组织病累积肺实质或者心脏,导致心肺疾病,继而导致心肺疾病相关性 PH。同时,结缔组织病累及肺部可造成低氧血症,进一步促进 PH 的发生。③结缔组织病患者凝血状态异常,易产生血栓,可能继发 CTEPH。故临床如遇结缔组织病合并 PH，需认真鉴别，并结合 RHC 检查结果明确。

三、先天性心脏病

先天性心脏病如合并体-肺循环分流，常会出现 PH，一般表现为 PAH。这些合并体-肺循环分流的先天性心脏病包括：室间隔缺损、房间隔缺损、动脉导管未闭等。该组疾病共同的病理生理特点是体循环的血液通过左向右分流进入肺循环，肺血管系统长期暴露于增多的血流和增加的压力下，首先会引起反应性肺动脉压力升高，继而会导致肺小动脉内膜增生、管腔狭窄，肺动脉阻力增高而出现明显的 PH。当肺动脉压增高到等于或高于体循环血压时，则分流方向会逆转，双向或右向左分流而出现发绀、青紫，即艾森门格综合征。

需要注意的一点是部分动脉导管未闭、静脉窦房间隔缺损及肺静脉部分性回流异常患者临床和超声表现较为隐蔽，难以识别，患者如合并 PAH，常被误诊为 IPAH。故临床上需对这些畸形予以关注，检查患者时需明确有无上述畸形。

2015 年 ESC 肺动脉高压诊断和处理指南改进了先天性心脏病相关性 PAH 的临床分类，具体见表 1-2。

表 1-2　先天性心脏病导致的 PAH 临床分类

1. **艾森门格综合征**　本综合征包括一系列先天性的心脏内外缺损，起始时这些病变可造成体循环-肺循环分流，随着病情的逐渐进展，PVR 重度升高，最终演变为肺循环-体循环分流或双向分流。患者还常有发绀、青紫、红细胞增多等表现，病情可累及多个器官

2. **体循环-肺循环分流导致的 PAH**
   - 可纠正的[a]
   - 不可纠正的

   包括中度或者重度缺损；PVR 轻度或者重度升高，而体循环、肺循环分流持续存在，但无静息青紫、发绀

3. **合并小的/并存的缺损的 PAH[b]**　小的心脏缺损却合并 PVR 显著升高，显然 PVR 升高并非因小的心脏缺损所致；其临床表现酷似特发性 PAH。在这种情况下，封闭缺损为禁忌

4. **缺损修复后的 PAH**　先天性心脏病缺损已经修复，但 PAH 在缺损修复术后仍持续存在或者在无血流动力学病变的情况下，术后数月或者数年后复发或发展 PAH

注：PAH. 动脉性肺动脉高压；PVR. 肺血管阻力；a. 通过外科或者经皮血管介入法；b. 大小是针对成年患者而言。然而，即使是成年患者，亦不能简单地根据病变的直径大小来判断缺损和 PVR 的血流动力学相关性，还需要将压力阶差、分流的大小和方向及肺循环/体循环血流值考虑在内。

四、门静脉高压

门静脉高压是发生 PH 的重要危险因素。肝硬化是门静脉高压最常见的病

因，肝硬化患者常可发现 PH。1%~5% 的门静脉高压患者最终发展为 PH，其血流动力学特征表现为 PAH。门静脉高压导致的肺动脉高压称为门静脉高压性 PH（portopulmonary hypertention，PoPH）。目前，PoPH 的具体发病机制尚不明确。有学者推测当门静脉高压时，门体静脉分流，一些原本在肝脏灭活的活性因子如 5-羟色胺等通过分流进入肺循环，而这些因子可刺激肺血管收缩和促进血管壁细胞增殖，但此假说仍需进一步的基础和临床研究予以求证。

需要注意的一点是，PoPH 和肝肺综合征是两个完全不同的概念，PoPH 的前提是门静脉高压，不一定合并肝脏疾病，而肝肺综合征见于肝脏疾病患者。但不可否认，临床上常见此两种疾病出现重叠。同时，PH 和门静脉高压并存并不意味着患者就一定是 PoPH。在临床工作中，需仔细鉴别，必要时需结合侵入性血流动力学检查。

五、人类免疫缺陷病毒感染

一项人群研究表明，HIV 相关性 PAH 最低发病率为 0.46%。HIV 感染相关性 PH 一般表现为 PAH，但也有病理研究表明，HIV 感染合并肺动脉高压患者不仅有肺小动脉内膜增生、管腔狭窄，亦同时合并肺小静脉阻塞。目前，HIV 感染相关性 PAH 的发病机制依然不明。推测可能和病毒感染造成肺部炎症，继而促进活化的肺泡巨噬细胞及淋巴细胞释放大量细胞因子和生长因子，刺激肺小动静脉管壁增殖有关。鉴于仅有少数 HIV 感染者发生 PH，且此类患者常为男性及静脉药物依赖者，故考虑炎症仅仅是触发因素，遗传机制和其他机制在发病中的作用仍有待进一步探讨。

六、药物和毒物

多种药物和毒物可导致 PH，具体分为如下几种。

1. 食欲抑制药　此类药物常被应用于肥胖患者的减肥治疗。多种食欲抑制药如富马酸氨苯唑啉、芬氟拉明、苯丙胺等可引起 PH，且患病风险随着用药时间增长而逐渐升高。至于食欲抑制药物导致 PH 的病因，目前仍不明确。食欲抑制药物主要是通过促进神经元释放 5-羟色胺达到降低食欲、增加饱感的作用。而循环中 5-羟色胺水平的增高可能会使肺动脉收缩、肺血管平滑肌细胞增生，从而促进 PH 的形成。

2. 有毒的菜籽油　1981 年，西班牙爆发了一种急性的累及多器官的疾病，发病人数多达 20 余万，患者发病前均有食用变性菜籽油史，发病后可出现全身血管损害，部分患者（约 2.5%）出现 PH 和肺源性心脏病，死亡患者高达 300 余人。对患者的尸检表明，其肺动脉内膜可见纤维化、毛细血管前小血管增生及机化的血栓栓塞。有学者认为导致该疾病的成分可能和变性菜籽油中含有油酰苯胺有关，其可作用于机体组织，导致氧自由基产生、组织损伤及血管内皮损害，但也有学者认为无法明确导致该"毒油综合征"（toxic oil syndrome）的确切化学成分。

3. 其他 除食欲抑制药物和有毒菜籽油外，左旋色氨酸、可卡因等都可引起 PH。亦有苯丙醇胺、贯叶金丝桃、苯丙胺类药物、干扰素 α 和干扰素 β、某些化疗药物如烷化剂（丝裂霉素 C、环磷酰胺）引起 PH 的报道。临床使用上述药物时，需予以注意。2015 年 ESC 肺动脉高压诊断和处理指南对可导致 PAH 的药物或毒物及其危险水平进行了更新，具体见表 1-3。

表 1-3　可导致 PAH 的药物或毒物及其危险水平

确定的	很有可能的	可能的
阿米雷司	苯丙胺	可卡因
氟苯丙胺	达沙替尼	苯丙醇胺
右芬氟拉明	左旋色氨酸	贯叶金丝桃
有毒的菜籽油	甲基苯丙胺	苯丙胺类药物
苯氟雷司		干扰素 α 和干扰素 β
选择性 5-羟色胺重吸收抑制剂		某些化疗药物如烷化剂（丝裂霉素 C、环磷酰胺）

七、左心疾病

众所周知，PH 是左心疾病（left heart diseases，LHD）的常见并发症，左心衰竭患者常合并肺循环压力升高，并引起呼吸困难、缺氧、肺水肿等症状。反过来，PH 的存在亦可加重左心疾病的病情。左心疾病的患者发生 PH 是肺循环对左心充盈压力被动向后传导的反应。左心疾病时，患者左心收缩和（或）舒张功能不全，造成左心室舒张末期压力升高，当患者出现二尖瓣反流及左心房顺应性降低时，充盈压力可进一步增加。此充盈压力传导至肺循环，首先引起反应性肺血管压力升高，一段时间后可出现肺血管一氧化氮（NO）活性下降、内皮素（ET）表达增加、机体对尿钠肽（其可导致血管舒张）的敏感性降低及肺血管重构，最终形成 PH、右心室后负荷增加及右心衰竭。

八、肺疾病

最常见导致 PH 的肺疾病是慢性阻塞性肺疾病（chronic obstructive pulmonary disease，COPD）、间质性肺疾病及肺纤维化合并肺气肿（combined pulmonary fibrosis and emphysema，CPFE）。一些罕见的临床状况，如朗格汉斯细胞肉芽肿病、结节病等也是病因之一。肺疾病导致 PH 的最主要机制为缺氧，肺部疾病导致机体缺氧，可引起反应性肺动脉压力升高，长期缺氧可引起肺循环一系列病理生理变化，如 NO 合成减少，内皮素表达增加，以及不良神经体液因子导致血管重构、内皮增生，甚至可伴有内皮细胞损伤、微血栓形成。部分肺疾病本身也可直接导致肺血管损害，最终形成 PH。

九、CTEPH

CTEPH 的病因为主要肺血管血栓栓塞导致的阻塞性肺动脉重构。最常见急性肺栓塞后血栓机化继发 CTEPH，但肺动脉肉瘤、肿瘤细胞栓塞、寄生虫病（棘球蚴）、异物栓塞及先天性或获得性肺动脉狭窄也是 CTEPH 的病因。部分 CTEPH 患者的病因不明。

十、肺静脉阻塞

PVOD 和肺毛细血管瘤（pulmonary capillary hemangiomatosis，PCH）均可导致肺静脉阻塞。研究表明，73% 的 PVOD 患者同时具备 PCH 的病理特征，反过来，80% 的 PCH 患者有 PVOD 的病理特征。鉴于这两种疾病病理特征、临床表现相似，故有学者推测 PCH 可能是 PVOD 毛细血管后阻塞继发的血管增生所致，而不是一种独立的疾病。如前所述，几乎所有家族性和部分散发性 PVOD/PCH 是因 *EIF2AK4* 基因等位突变所致，还有部分散发 PVOD/PCH 病因不明。鉴于其中部分患者常合并有其他的临床状况（系统性硬化症、HIV 感染等）或有药物（环磷酰胺、丝裂霉素等）或者毒物暴露史，不排除本病和这些临床状况存在因果关系，但具体仍有待进一步研究明确。

十一、继发于其他疾病

1. 血液系统异常　慢性溶血性贫血、骨髓增生异常、脾切除术后等可导致

PH，其机制可能包括慢性缺氧、原位血栓形成、微循环阻塞等。此外，血液系统疾病常需反复输血，可导致铁负荷过重，不仅损伤心脏和肝脏功能，也可能对血管造成损伤；治疗骨髓增生性疾病需使用化疗药物。上述病因最终均可导致 PH。

2. 糖原贮积病　本病是一种罕见的常染色体隐性遗传的糖原代谢性疾病，致病基因位于 17q21 染色体。由于患者肝内缺乏葡萄糖-6-磷酸酶，故无法将 6-磷酸葡萄糖水解为葡萄糖，患者常表现为低血糖、高脂血症、酮症和乳酸性酸中毒等。有该病患者罹患 PH 的报道，但具体机制不明。

3. 戈谢病　本病是一种罕见的常染色体隐性遗传的脂质代谢障碍性疾病，致病基因位于 1q21 染色体。该病患者由于体内缺乏 β-葡萄糖苷酶，可导致葡萄糖苷脂在网状内皮细胞内大量聚积，引起组织细胞大量增殖，累及全身，在肺部可表现为肺间质纤维化、肺实变及 PH。戈谢病患者发生 PH 的病因可能与肺毛细血管被增殖的组织细胞栓子阻塞有关，同时肺部疾病本身可导致缺氧，可加重 PH 的进展。

4. 寄生虫感染　血吸虫病累及肺部可导致 PAH，肺棘球蚴病可导致 CTEPH。

5. 其他　此外，结节病、肺组织细胞增多症、淋巴管平滑肌瘤、甲状腺功能异常、肺肿瘤血栓性微血管病、纤维性纵隔炎、慢性肾衰竭等均可导致 PH。

2015 年 ESC 肺动脉高压诊断和处理指南根据临床表现、病理改变、血流动力学特征及治疗策略将 PH 分为 5 类。具体分类法见表 1-4。

表 1-4　PH 综合临床分类

---

1. PAH

　1.1 特发性

　1.2 遗传性

　　1.2.1 *BMPR2* 基因突变

　　1.2.2 其他突变

　1.3 药物和毒物导致

　1.4 合并其他情况

　　1.4.1 结缔组织病

　　1.4.2 HIV 感染

　　1.4.3 门静脉高压

　　1.4.4 先天性心脏病（表 1-6）

　　1.4.5 血吸虫病

1′. PVOD 和（或）PCH

1′.1 特发性

1′.2 遗传性

　　1′.2.1 *EIF2AK4* 基因突变

　　1′.2.2 其他突变

1′.3 药物、毒物或者放射线导致

1′.4 合并其他情况

　　1′.4.1 结缔组织病

　　1′.4.2 HIV 感染

1″ 新生儿持续性 PH

2. 左心疾病导致的 PH

　　2.1 左心室收缩功能不全

　　2.2 左心室舒张功能不全

　　2.3 心脏瓣膜病

　　2.4 先天性/获得性左心室流入道/流出道狭窄及先天性心肌病

　　2.5 先天性/获得性肺静脉狭窄

3. 肺疾病和（或）缺氧导致的 PH

　　3.1 COPD

　　3.2 间质性肺疾病

　　3.3 其他兼具限制性或阻塞性通气功能障碍的肺疾病

　　3.4 睡眠呼吸障碍

　　3.5 肺泡低通气病变

　　3.6 高原环境下慢性缺氧

　　3.7 发育不良型肺疾病

4. CTEPH 及其他肺动脉阻塞

　　4.1 慢性血栓栓塞性 PH

　　4.2 其他肺动脉阻塞疾病

　　　4.2.1 血管肉瘤

　　　4.2.2 其他血管内肿瘤

　　　4.2.3 动脉炎

　　　4.2.4 先天性肺动脉狭窄

　　　4.2.5 肺寄生虫病（棘球蚴病）

5. 不明原因和（或）多种因素导致的 PH

　　5.1 血液系统异常：慢性溶血性贫血，骨髓增生异常，脾切除术后

　　5.2 全身性疾病：结节病，肺组织细胞增多症，淋巴管平滑肌瘤

　　5.3 代谢紊乱：糖原贮积病，戈谢病，甲状腺功能异常

　　5.4 其他：肺肿瘤血栓性微血管病，纤维性纵隔炎，慢性肾衰竭（需要或不需要透析），节段性肺动脉高压

第三节 肺动脉高压的流行病学特点

PH 发病年龄偏低，自然预后较差，国际上尚缺乏 PH 整体发病的流行病学研究。20 世纪 80 年代欧美等发达国家为制定全球 PH 的防治策略已开展了针对 PH 的大样本、多中心注册研究，并探讨了其流行病学的变化。在我国 PH 的流行病学资料尚不清楚，但有增多的趋势。

如前所述，PH 是一个广泛的概念，共分为 5 大类。目前，从全球水平探讨 PH 总体发病率的报道少见。英国的流行病学调查表明，该国 PH 发病率为 97 例/百万人，其中女性和男性患者比例为 1.8：1。美国 PH 流行病学研究数据则提示该国 PH 患者年龄标准化死亡率为 4.5/10 万～12.3/10 万。虽然目前仍缺乏第 2 类和第 3 类 PH 注册研究数据，但学术界仍公认左心疾病是 PH 最常见的病因，下面我们将按照 PH 分类详述各类 PH 的流行病学特点。

1. 第 1 类 PH（PAH） 大部分欧美 PH 注册研究是在 PAH 患者中进行的。

1981 年，美国国立卫生研究院（National Institutes of Health，NIH）首次开展了国家 IPAH 的大样本、多中心临床注册研究。该研究共入选美国 32 个医学中心 187 例经右心导管确诊的 IPAH 患者，对其进行流行病学研究。研究结果表明，IPAH 患者具有难以早期诊断、发病率低、青年女性多见（女性占 63%）、预后极差（多为心功能Ⅲ～Ⅳ级）等特点，其中位生存期仅 2.8 年，1 年、3 年、5 年的生存率分别为 68%、48% 和 34%。

2002 年法国开展了首个前瞻性 PAH 注册研究。该研究大部分（96%）患者经 RHC 检查确诊，2002 年 10 月至 2003 年 10 月共入选来自法国 17 个医学中心的 674 例 PAH 患者，其中，IPAH 占 39.2%，结缔组织病相关性 PAH 占 15.3%，其他类型 PH 如先天性心脏病性、门静脉高压性、减肥药相关性、家族性及 HIV 感染相关性 PAH 分别为 11.3%、10.4%、9.5%、3.5% 和 6.2%。患者平均年龄为（50±15）岁，性别以女性多见（占 66%），从临床症状出现至确诊的中位数时间为 2.2 年，大多数患者诊断时心功能已恶化至Ⅲ～Ⅳ级。此项注册研究结果表明，法国成人预估 PAH 患病率为 15 例/百万人，其中成人 IPAH 患病率为 5.9 例/百万人。法国成人 PAH 最低预估发病率为 2.4 例/百万成年人/年。PAH 患者的 1 年、2 年和 3 年生存率分别为 87%、76% 和 67%。

2006 年美国开展了 REVEAL（registry to evaluate early and long-term PAH disease management，REVEAL）研究，该研究为前瞻性、大样本、多中心肺动脉高压注册研究，其为迄今为止规模最大的 PH 研究，共入选来自 54 个美国肺血管病中心的 PAH 患者 2967 例，其中 200 例年龄小于 18 岁。全部患者中 PAH 患者占 46.2%，结缔组织病相关性患者占 26.8%，先天性心脏病相关性患者占 10.5%，其他类型如门静脉高压性、减肥药性、家族性、HIV 感染相关性及 PVOD 或 PCH 样扩张症性 PH 患者分别占 5.7%、5.6%、2.7%、2.2% 和 0.5%。其中女性多见［占 79.5%，平均年龄（50±14）岁］。患者由临床症状出现至确诊的中位数时间为 1.1 年，大多数患者诊断时心功能已恶化至 Ⅲ ~ Ⅳ 级。REVEAL 研究结果表明，美国 PAH 发病率和患病率分别为每百万人口 2.3 例和 12.4 例，其中 IPAH 发病率和患病率分别为每百万人口 1.1 例和 10.6 例。其 PAH 患者的 1 年生存率为 91%。

2007 年，Peacock 等发表了一项在英国苏格兰人群中进行的 PAH 流行病学研究，共收集了 1986 ~ 2001 年 374 例苏格兰住院 PAH 患者的数据，患者年龄为 16 ~ 65 岁，对其行流行病学分析，并将其和苏格兰肺血管单元的数据库数据进行对比。此项研究数据结果表明，苏格兰地区 PAH 发病率为（7.1 ~ 7.6）例/百万人/年，患病率为（26 ~ 52）例/百万人。

根据上述法国和苏格兰地区的研究，2015 年 ESC 肺动脉高压诊断和处理指南评估欧洲 PAH 患病率为（15 ~ 60）例/百万人，发病率为（5 ~ 10）例/百万人/年。

自 2007 年 7 月始，西班牙开展了一项 PH 注册研究，该研究在 2007 年 7 月 ~ 2008 年 6 月，共纳入了 866 例 PAH 患者和 162 例 CTEPH 患者。在 PAH 患者中，部分为毒油综合征受害者。研究结果表明，在西班牙，PAH 预估患病率为 16 例/百万成年居民，PAH 年患病率为 3.7 例/百万成年居民，1 年、3 年和 5 年生存率分别为 87%、75% 和 65%。

COMPERA 研究始于 2007 年，为一项欧洲多国、多中心 PAH 注册研究。研究共纳入了 1283 例首次诊断为 PAH 的患者。对研究数据进行的分析表明，和前述的研究不同，在本研究中，随着患者年龄的增长，男性的比例增加。

上述的欧美注册数据表明，约半数 PAH 患者为特发性、遗传性或药源性 PAH。在继发性 PAH 亚组中，最常见病因为结缔组织病，主要是系统性硬化。在亚洲，大部分结缔组织病相关性 PAH 病因可能是系统性红斑狼疮，而不是系统性硬化，但这仍需要大规模的规范注册研究来证实。

前述 1981 年美国 NIH 注册调查发现 IPAH 患者平均年龄为 36 岁。但目前新的注册研究数据表明，PAH 常见于老年患者，PAH 患者被确诊的平均年龄为 50 ~ 65 岁。大部分 PAH 注册研究中，女性发病率都高于男性，但也有研究表明两者发病率无显著差异，特别是在老年患者中，女性的发病率并不高于男性（如 COMPERA 研究）。流行病学研究数据同时表明，随着时代的进展，PAH 患者的生存率逐渐改善，这可能和临床诊治经验的丰富、PAH 靶向治疗药物的使用有关。

2. 第 2 类 PH（左心疾病导致的肺动脉高压）　心力衰竭患者心功能越差，PH 患病率越高。约 60% 左心室收缩功能损害的心力衰竭患者及 70% 射血分数正常的心力衰竭患者合并 PH。当患者罹患左心瓣膜疾病时，PH 患病率随瓣膜病变和症状的严重性而增加。几乎所有伴有严重症状的二尖瓣瓣膜病患者及多达 65% 有症状的主动脉瓣狭窄患者合并 PH。

3. 第 3 类 PH［肺疾病和（或）缺氧导致的 PH］　在严重间质性肺炎和 COPD 中，PH 十分常见，但程度一般不严重。肺气肿合并肺纤维化综合征患者 PH 的患病率很高，且其 PH 程度较重。

4. 第 4 类 PH（CTEPH 及其他肺动脉阻塞）　前述西班牙 PH 注册研究也纳入了 162 名 CTEPH 患者。研究结果表明，CTEPH 患病率和发病率分别为 3.2 例/百万人和 0.9 例/百万人/年，且在该研究中，PAH 患者和 CTEPH 患者预后无显著差异。

2007～2009 年欧洲与加拿大联合开展了前瞻性、国际多中心、大样本的肺动脉高压注册研究（CTEPH），该研究共有 27 家中心参与，2007 年 2 月～2009 年 1 月，共纳入了 679 例 CTEPH 患者，是迄今规模最大的 CTEPH 注册登记研究。在所有患者中，427 例患者有手术适应证，247 例患者无手术适应证，还有 5 例患者手术适应证评估资料不全。约 74.8% 的患者有急性肺动脉栓塞的病史。其他相关的临床情况包括：31.9% 的患者合并易栓症（如狼疮抗凝物、抗心凝脂抗体、蛋白 S 和蛋白 C 缺陷、活化蛋白 C 抵抗，包括凝血因子 V 莱顿突变、凝血酶原基因突变、抗凝血酶Ⅲ缺陷及凝血因子Ⅷ水平升高），3.4% 的患者有脾切除术史。对其进一步随访表明，部分患者行肺动脉内膜切除术后，手术死亡率为 4.7%。

目前尚无来自亚洲或中国大样本的 PH 注册研究的流行病学资料。我国 PH 流行病学方面的研究相对落后。临床上治疗 PH 的靶向药物种类较少。

1999～2004 年国内曾有单中心、小样本 PH 注册研究，但患者均未服用 PH 靶向治疗药物。研究结果表明，我国 IPAH 患者的 1 年、3 年生存率分别为 92.1% 和 75.1%。

随着大数据时代的来临，国内各 PH 中心联系逐渐紧密，这一现状必能在不久的将来得到改善。

我国先天性心脏病相关性 PH 患者为 15%～20%，其中约 4% 为重症或艾森门格综合征患者。未经手术治疗的先天性心脏病患者相关性 PH 的发病率为 30%，经手术治疗的患者合并 PH 的发病率约为 15%。北京安贞医院的调查显示先天性心脏病相关性 PH 占儿童 PH 的 90%。

1995 年 5 月～2007 年 5 月北京大学第一医院刘雪芹等回顾性分析了 276 例儿童 PAH 病例，其中男性 168 例、女性 108 例；IPAH 9 例（3.3%），余 267 例

（96.7%）均为相关性 PAH，其中又以先天性心脏病相关性 PAH 为主，共 245 例（88.7%），结缔组织病相关 PAH 19 例（6.9%），提示大部分中国儿童 PAH 病因为先天性心脏病和结缔组织病，少数为 IPAH，且 IPAH 患儿确诊时病情较重。

1997 年 1 月~2004 年 9 月北京协和医院季颖群等对不同时期北京协和医院结缔组织病相关肺动脉高压患病资料进行回顾性分析，共分析 2189 例结缔组织病患者发生 PAH 的情况，结果表明，82 例患者发生 PAH，结缔组织病相关性肺动脉高压的患病率是 3.7%，其中女性 75 例、男性 7 例，年龄为 12~71 岁，平均年龄 41 岁，平均随访 4.33 年，82 例并发 PAH 者 13 例（15.85%）死亡，明显高于未并发 PAH 的 CTD 患者的病死率（2.75%）。

2008 年同济大学附属上海市肺科医院等国内 9 家医院曾对第 1 类 PH 患者进行回顾性注册研究。该研究共入选 PAH 患者 956 例，平均诊断年龄为（36±13）岁，女性患者占 69.5%，先天性心脏病相关 PH 占比最高（43.4%）。73.4% 的患者在确诊后使用靶向治疗药物，23.7% 的患者接受了至少两种靶向药物的联合治疗。2011 年 Chest 杂志发表了另一项我国同济大学附属上海市肺科医院荆志成教授等进行的中国 PAH 患者生存率研究，该研究回顾性分析了 2007~2009 年全国 5 个肺血管病中心的 276 例肺动脉高压患者，其中包括 173 例 IPAH 患者和 103 例结缔组织病相关肺动脉高血压（CTDPAH）患者。结果显示，IPAH 患者的 1 年、3 年生存率分别是 92.1%、75.1%；CTDPAH 患者的 1 年、3 年生存率分别是 85.4% 和 53.6%。中国 IPAH 患者和 CTDPAH 患者的 1 年、3 年生存率显著升高。但 CTDPAH 患者的生存率低于 IPAH，男性 CTDPAH 患者生存率更低。

虽然在新型靶向药物治疗时代国内外 PH 患者生存率已有明显改善，但目前仍缺乏药物干预导致病死率下降的临床研究。尽管有疗效的药物陆续上市，但 PH 患者的短期生存率仍不令人满意。单中心和多中心临床研究发现，PH 患者的 3 年病死率仍高达 20%~30% 或以上。只有积极开展我国 PH 整体的流行病学研究，才能得出 PH 的整体发病情况及流行病学特征。

综上所述，随着诊治经验的丰富及新型靶向药物的使用，目前国内外 PH 患者的生存率已有明显改善，但仍缺乏药物干预导致病死率下降的临床研究；尽管一些具有一定疗效的药物陆续上市，但 PH 患者的短期生存率仍不令人满意，多项单中心和多中心临床研究发现，PH 患者的 3 年病死率仍高达 20%~30% 或以上；目前我国 PH 流行病学方面的研究相对落后，国内尚未发表大样本的 PH 注册研究。当前，PH 的治疗已经进入靶向药物时代，只有积极开展我国 PH 整体的流行病学研究，才能明确在靶向药物治疗的背景下我国 PH 的整体发病情况和流行病学特征。随着大数据时代的来临，国内各 PH 中心联系逐渐紧密，相信必然会有更多更翔实的流行病学数据报道以指导患者的诊治，造福于大众。

第四节　肺动脉高压的诊断

2015 年 ESC 肺动脉高压指南对 PH 的最新诊断标准定义为：①静息状态下经右心导管评估的 PAPm≥25mmHg；②基于静息状态下的肺动脉压力即可确诊，运动试验不作为诊断依据，只用来评估功能性严重程度。

在诊断 PH 时，需仔细了解患者的临床症状，进行全面的体格检查，并回顾其各项检查结果，明确病因，确定患者符合血流动力学诊断标准，同时还需评估患者功能损害和血流动力学异常的程度，方可做出 PH 的诊断。各项结果的解读至少需要心血管病专家、影像科专家、呼吸内科专家的参与，最好由上述多科室专家在多学科小组中讨论病情并明确诊断。这对于可能有不止一种病因的 PH 患者尤为重要。

一、临床表现

1. 症状　肺动脉高压的症状具有非特异性，主要与进行性右心室功能不全有关。最初的症状包括气短、虚弱乏力、心绞痛和晕厥常与活动相关。相对少见的症状有干咳，运动诱导的恶心、呕吐等。静息时出现症状仅仅在病情进展的患者中出现。随着右心衰竭的进展，患者腹胀和脚踝水肿逐渐加重。PH 的临床表现与其病因和并发疾病相关。在一些患者中，PH 的临床表现和其机械并发症及流经肺血管床的血流异常分布相关。这些并发症包括：因扩张淤血的支气管动脉破裂导致的咯血，肺动脉扩张压迫左侧喉返神经引起声嘶，肺动脉扩张压迫气道引起气喘，肺动脉扩张压迫冠状动脉左主干引起心肌缺血和心绞痛。肺动脉的显著扩张会导致其破裂或者夹层，继而出现心包填塞的症状和体征。

2. 体征　PH 的体征包括胸骨左缘抬举性搏动、肺动脉瓣区第二心音亢进、右心室区第三心音、因三尖瓣反流在三尖瓣听诊区闻及全收缩期杂音及因肺动脉瓣反流在肺动脉瓣区闻及舒张期杂音。如患者出现颈静脉压力升高、肝大、腹水、外周水肿、四肢末梢湿冷，说明其病情恶化。不常闻及哮鸣音和湿啰音。临床查体常能提示 PH 的潜在病因。毛细血管扩张、指端溃疡和指端硬化常见于系统性硬化，吸气相爆裂音常提示肺间质性疾病，蜘蛛痣、睾丸萎缩及肝掌常提示肝脏疾病。如患者有杵状指，需要考虑 PVOD、发绀型 CHD、间质性肺病、肝脏疾病的可能。

二、实验室及器械检查

1. 心电图　检查结果可能为 PH 的诊断提供证据，但心电图正常并不能排除

PH 的诊断。相对于轻度 PH 患者，重度 PH 患者更易出现心电图异常。PH 患者的心电图异常包括肺型 P 波、电轴右偏、右心室肥厚、右心室劳损、右束支传导阻滞及 QTc 间期延长等。右心室肥厚诊断 PH 的敏感性（55%）和特异性（70%）不足，不适合作为筛选 PH 的方法，右心室劳损诊断 PH 的敏感性较高。如心电图可见 QRS 波时间和 QTc 间期延长，提示重度 PH。PH 心电图需和前侧壁心肌缺血鉴别。和 PH 不同的是，前侧壁心肌缺血心电图常见侧壁导联和下壁导联异常，如累及前壁胸导联，往往伴随 $V_1 \sim V_3$ 导联 Q 波，罕见电轴右偏。进展期 PH 患者可见室上性心律失常，主要为心房扑动，也可表现为心房颤动。PH 患者发病 5 年后累积心房扑动和心房颤动的发生率为 25%。房性心律失常可导致患者心排血量降低，常导致患者病情恶化。PH 患者罕见发生室性心律失常。

2. 胸片　90% 的 IPAH 患者在确诊时有胸片异常。PAH 患者胸片常见异常表现有中心肺动脉扩张及与之形成鲜明对比的远端"血管截断征"。重症患者可见右心房和右心室扩大。胸片检查有助于 PH 的鉴别诊断，如肺部病变及左心疾病导致的肺静脉淤血。胸片检查还可以通过测定肺动静脉比来鉴别 PAH 和静脉性 PH，动静脉比增加提示 PAH，动静脉比降低提示静脉性 PH。

总之，PH 患者病情严重程度和胸片异常程度并不完全相关，与心电图检查一样，胸片正常不能除外 PH。

3. 肺功能检查和动脉血气分析　肺功能检查和动脉血气分析有助于鉴别气道异常或肺实质疾病导致的 PH。根据病情的严重程度，PAH 患者常有轻度到中度的肺活量下降。虽然部分 PAH 患者弥散功能可能正常，但大部分此类患者肺一氧化碳弥散功能（diffusing capacity of the lung for carbon monoxide，DLCO）下降。DLCO 显著下降（定义为 <45% 预计值）常提示预后较差。低 DLCO 鉴别诊断包括 PVOD、硬皮病和肺实质疾病相关的 PAH。虽然气道阻塞少见，但在检查过程中也有可能检出气道阻塞。由于静息时肺泡过度通气代偿，动脉血氧分压（PaO_2）可正常或者仅轻度下降，而动脉血二氧化碳分压显著下降。如患者存在不可逆的气道阻塞，并有残气量增加及 DLCO 减少，则考虑为 COPD 导致的低氧性 PH。COPD 患者血气分析常提示 PaO_2 下降、$PaCO_2$ 正常或者升高。肺活量和一氧化碳弥散功能下降往往提示间质性肺疾病，可用高分辨率 CT 明确肺气肿和肺间质疾病的严重程度。肺气肿合并肺纤维化常使得肺功能检查假性正常化，但此时 DLCO 往往下降，提示需结合肺影像检查解读肺功能结果。70%~80% 的 PAH 患者合并夜间低氧血症及中枢性睡眠呼吸暂停。如考虑患者合并阻塞性睡眠呼吸暂停综合征或者肺换气功能下降，需行夜间血氧测定及多导睡眠图检查。

4. 超声心动图检查　经胸超声心动图可以判定 PH 对心脏的损害，并可通过连续多普勒测定评估 PAP。如患者疑诊为 PH，必须行超声心动图检查。如患者多个超声心动图参数异常且符合 PH 表现，可做出 PH 的诊断。不推荐仅根据超声心动图检查结果做出治疗决策，需结合 RHC 检查，方可进一步明确治疗方案。目前各大 PH 中心多采取连续多普勒测定的三尖瓣反流峰值流速（tricuspid regurgitant velocity，TRV）作为超声心动图判断 PH 的主要指标。然而，对于患者的具体情况需具体分析，不能仅仅根据 TRV 一个界值来确定 PH 的诊断。除 TRV 外，还需测定其他独立于 TVR 且有助于提供 PH 诊断线索的超声心动图变量，并据此综合评估患者罹患 PH 的可能性。2015 年 ESC 肺动脉高压诊断和处理指南推荐根据静息时的 TRV 及其他一些能提供诊断线索的超声心动图参数来对发生 PH 的可能性进行分级（表 1-5），并指出需根据超声心动图检查结果判断是否需采取心导管检查。除 TRV 外，该指南还推荐同时测定一些其他的 PH 超声心动图征象（表 1-6）。这些征象可评估右心室的大小、右心室压力负荷、右心室流出血流速度形态、肺动脉直径及估计的右心房压等，有助于 PH 的诊断。在超声心动图评估受检者罹患 PH 的可能性后，对于有症状的疑似 PH 患者需采取进一步的诊断和随访措施（表 1-7）。

表 1-5　超声心动图评估有症状且疑诊为 PH 的患者罹患 PH 的可能性

TRV（m/s）	其他 PH 超声心动图征象[a]	超声判断患者有 PH 的可能性
≤2.8 或者无法测量	无	低
≤2.8 或者无法测量	有	中
2.9~3.4	无	中
2.9~3.4	有	高
>3.4	不需要	高

注：PH. 肺动脉高压；TRV. 三尖瓣反流峰值流速；a. 见表 1-6。

表 1-6　表 1-5 中提到的其他 PH 超声心动图征象

心室	肺动脉	下腔静脉和右心房
右心室/左心室基底内径值>1	右心室流出多普勒加速时间<105ms 和（或）收缩中期喀喇音	下腔静脉直径>21mm，且吸气塌陷减少（深吸气<50%，平静吸气<20%）
室间隔展平［收缩期和（或）舒张期左心室偏心指数>1.1］	舒张早期肺动脉反流速率>2.2m/s	收缩末期右心房面积>18cm²
	肺动脉直径>25mm	

注：对于有症状的疑似 PH 患者，上述指南推荐根据超声心动图评估结果，采取相对应的诊断措施，以最终明确诊断（表 1-7）。

表 1-7　根据超声心动图评估的罹患 PH 的可能性，对有症状的疑似 PH 患者

（有或者无 PAH 或 CTEPH 危险因素）的诊断措施推荐

超声心动图评估的罹患 PH 的可能性	无 PAH 或者 CTEPH 危险因素或相关表现[a]	推荐级别	证据水平	有 PAH 或者 CTEPH 危险因素或相关表现	推荐级别	证据水平
低	需考虑其他可能诊断	Ⅱa	C	需随访超声心动图	Ⅱa	C
中	需考虑其他诊断并随访超声心动图	Ⅱa	C	需考虑进一步 PH 的评估，包括 RHC 检查	Ⅱa	B
中	可进行进一步 PH 检查	Ⅱb	C	需考虑进一步 PH 的评估，包括 RHC 检查	Ⅱa	B
高	推荐继续进行 PH[b] 检查，包括 RHC	Ⅰ	C	推荐继续进行 PH[b] 检查，包括 RHC	Ⅰ	C

注：CTEPH. 慢性血栓栓塞性 PH；PAH. 动脉性肺动脉高压；PH. 肺动脉高压；RHC. 右心导管检查；a. 这些推荐意见不适用于弥漫性实质性肺疾病或左心疾病；b. 取决于类别 2、3、5 的 PH 危险因子的存在；根据各项危险因素是否提示 PAH 和 CTEPH 高危，对 PH 患者下一步的检查策略存在差别。

　　超声心动图有助于判断疑诊或已确诊的 PH 患者病因。二维、多普勒及超声心动图声学造影检查可用于鉴别 CHD。如在脉冲多普勒中发现高肺动脉血流（并且除外分流）或中度 PH 却合并邻近肺动脉显著扩张，是行经食管超声心动图造影检查或心肌磁共振（CMR）检查以排除静脉窦型房间隔缺损和（或）异常肺静脉回流的适应证。如怀疑左心室舒张功能不全，需评估多普勒超声心动图征象。如无创检查后诊断仍不明确，需考虑 RHC 检查。

　　5. 肺通气/灌注扫描　对于疑诊 CTEPH 的 PH 患者，需行肺通气/灌注扫描。与 CT 肺动脉造影（CTPA）相比，肺通气/灌注扫描更适用于 CTEPH 的筛查，因为其诊断 CTEPH 敏感性较高，特别是在有经验的中心更是如此。肺通气灌注扫描在排除 CTEPH 方面敏感性为 90%～100%、特异性为 94%～100%。

　　6. CT 检查　优势在于其设备普及率高，可提供关于血管、心脏、肺实质和纵隔异常的信息。CT 检查可通过发现肺动脉或右心室增大，提示 PH 的诊断，还可鉴别 PH 的病因（如 CTEPH 或肺疾病），为 PAH 的分型诊断提供线索（如系统性硬化常见食管扩张，CT 可发现先天性心脏病如异常肺静脉回流），同时提供诊断性的信息。对于有症状的患者或因其他非相关情况行 CT 检查发现肺动脉增宽（≥29mm）及肺动脉/升主动脉直径比≥1.0 的患者，需考虑 PH 的可能。CT 检查在肺内 3～4 处发现节段性动脉/支气管值≥1.1 有较高的诊断 PH 的特异性。高分辨率 CT 能提供更多的肺实质图像细节，可更好地诊断肺间质性疾病和肺气肿，对于临床怀疑 PVOD 的患者也有良好的诊断效果。典型的间质水肿改变、小叶中心型斑片状模糊影、小叶间隔膜增厚等支持 PVOD 的诊断。PVOD 其他可能的 CT 表现包括淋巴结病变、胸膜阴影或渗出物。如 CT 检查发现小叶间隔膜向两侧弥散增厚，同时可见位于小叶中心界限不清的小结节状阴影，提示 PCH。超过 1/3 的 PAH 患者 CT 检查可见毛玻璃样改变。CT 肺动脉造影有助于判断 CTEPH 是否有外科手术指征，因为其可发现 CTEPH 典型的造影形态改变，其准确率和可靠性与数字减影血管造影相当。该检查同时可清晰显示支气管动脉的分支。为了明确哪些 CTEPH 患者能从肺动脉内膜切除术或者肺动脉球囊扩张术（balloon pulmonary angioplasty，BPA）中受益，往往需要行传统的肺动脉造影检查。如果是由有丰富经验的团队使用新型造影剂以选择性注射的方式进行检查，即使是重度的 PH 患者接受肺动脉造影检查也是安全的。传统经皮肺动脉造影检查对于评价可能的血管炎及肺动静脉畸形也非常有效，但需要注意的是 CT 肺动脉造影对这两种疾病也有类似的诊断准确率，且对患者创伤更小。

7. 心脏磁共振检查　对于判断右心室的大小、形态和功能有着非常好的准确率和可重复性。其亦可对血流参数如心搏量、心排血量（cardiac output，CO）、肺动脉扩张性和右心室质量进行无创检测。对于疑诊 PH 的患者，钆延迟增强、肺动脉顺应性下降和逆行血流对于 PH 的诊断有着很高的预测价值。然而，不能仅仅根据一项磁共振的异常来诊断 PH。在已确诊 PH 的患者中，如超声心动图检查无法明确，则磁共振对 CHD 的诊断有很大的帮助。

增强或非增强 MR 造影对于研究疑诊 CTEPH 患者的肺血管有良好的前景，特别是在出现下列临床状况时：怀疑慢性栓塞的妊娠妇女、年轻患者或不能耐受碘造影剂的患者。对于 PAH 患者，磁共振无论在基线测定还是在随访检查过程中都提供了大量有用的诊断信息。

8. 血液检查和免疫学测定　血液检查对于诊断 PH 无效，但其对于判断某些 PH 的病因和明确终末器官损伤是必要的。所有患者均需进行常规的生化检查、血液病学检查、甲状腺功能检查及其他一些特定的血液检查。由于肝静脉压力高、肝脏疾病及使用内皮素受体拮抗剂等，PH 患者肝功能检查可能会有异常。在 PAH 患者中，甲状腺疾病非常常见，并可能在病程中继续进展，故临床上遇到病情突然恶化的患者时，需考虑合并甲状腺疾病的可能。为了明确是否有潜在的结缔组织病、肝炎及艾滋病，需进行血清学检查。多达 40% 的 IPAH 患者有低滴度的抗核抗体升高（1∶80）。需注意患者有无系统性硬化的症状，因该病患者 PAH 患病率高。局限性系统性硬化常发现典型的抗核抗体，包括抗着丝点抗体、抗 dsDNA 抗体、抗 RO 抗体、抗 U3-RNP 抗体、抗 B23 抗体、抗 Th/To 抗体和抗 U1-RNP 抗体。弥散性系统性硬化常常和抗 U3-RNP 抗体阳性相关。系统性红斑狼疮患者可能检出抗心磷脂抗体。CTEPH 患者应当接受血栓形成倾向的筛查，包括抗凝脂抗体、抗心磷脂抗体及狼疮抗凝物。PAH 患者需接受 HIV 检查。PH

患者脑钠肽前体可能升高，且其升高是这些患者预后不良的独立危险因素。

9. 腹部 B 超检查 腹部超声检查和血液检查相似，有助于诊断 PAH 病因。腹部超声检查有助于确认门静脉压力过高，但不能完全排除门静脉压力过高。使用造影剂或者彩色多普勒检查有助于提高诊断精确度。

10. 右心导管检查 在明确 PAH 和 CTEPH 的诊断时，需行右心导管检查以明确血流动力学异常程度，在部分经过选择的患者中，还需要进行肺循环血管反应性检查。在专业的中心进行上述检查是安全的，检查并发症发病率为 1.1% 、死亡率为 0.055% 。对于合并冠心病临床危险因素的患者、射血分数正常的心力衰竭患者及超声心动图提示左心室收缩/舒张功能不全的患者，在行右心导管检查的同时行左心导管检查的标准应放宽。左心室舒张末期压力测定也非常重要，对其进行测定可避免因患者 PAWP 升高造成对病情分级的误判。需结合临床影像等资料（特别是超声心动图检查结果）对侵入性检查的结果进行评估判读。只有在其他相关检查均完成之后，方可进行心导管检查，这样就可以保证其能够回答其他检查后所产生的疑问，提高诊断的效率。右心导管检查需要娴熟的操作技巧及对于细节一丝不苟的态度，只有这样才能保证检查获得足够有效的信息。为了尽可能降低检查的风险，只有在富有经验的专业中心方可进行此项检查。

检查步骤和注意事项如下所示。

（1）患者仰卧位，压力传感器置于胸部中线，高度在前胸骨和病床中间（代表 LA 水平），压力传感器调零。

（2）测量 PA、PA 楔位、RV、RA 压力。球囊导管在 RA 充气，最后送入到 PAWP 位置。因与肺动脉破裂相关，应避免在肺动脉末端反复地进行球囊充气和放气。PAWP 是 LA 压力的替代指标，取 3 个测量值的平均值。球囊在楔位充气时采血，确认已测量真正的 PAWP，该部位与体循环的氧饱和度相同。所有压力测量应在正常呼气末完成（不需要屏气）。另外，除在动态肺过度充气状态外，假设吸气胸内负压和呼气胸内正压相互抵消，数个呼吸周期的 PAPm 也是可以接受的。理想情况下，应使用可以打印在纸上的高保真描记，而不是应用心脏监护仪。如果未同时进行左心导管检查，应记录手术过程中的非侵入性血压。

（3）应测定体动脉血氧饱和度，以及至少取自高上腔静脉、下腔静脉和 PA 这 3 个部位血样的血氧饱和度。每例肺动脉血氧饱和度大于 75% 的患者，当怀疑左向右分流时，应逐步评估各部位的血氧饱和度。

（4）使用热稀释法或直接 Fick 法测定心排血量（cardiac output，CO）。首选测定 3 次的热稀释法。即使是在低心排血量和（或）严重的三尖瓣反流患者，热稀释法都能提供可靠的测量值。对于心内分流的患者，因为注射早期再循环，热稀释法可能不准确。直接 Fick 法需要直接测量摄氧量，不再广泛使用。间接 Fick

法采用估计摄氧量，可以接受但缺乏可靠性。

（5）推荐仅对 IPAH、HPAH 或药物引起的 PAH 患者进行急性血管反应试验，以识别适合大剂量 CCB 治疗的患者。急性血管反应试验应在 RHC 检查时进行。其他类型的 PAH 和 PH 患者进行急性血管反应试验会产生误导性结果，罕有反应阳性者。急性血管反应试验的标准药物是吸入 $10 \sim 20$ ppm（parts per million）NO，也可选择静脉用依前列醇或腺苷，或吸入伊洛前列腺素作为替代。急性血管反应试验阳性是指平均 PAP 下降值 $\geqslant 10$ mmHg，且平均 PAP 绝对值 $\leqslant 40$ mmHg，且心排血量增加或不变。只有约 10% 的 IPAH 患者满足阳性标准。其他血管扩张剂包括 CCBs、O_2、5 型磷酸二酯酶抑制剂不可用于急性血管反应试验。

（6）需要结合临床解释某一单一时点的 PAWP，如利尿剂可以使许多左心疾病患者 PAWP 降低到 <15mmHg。鉴于此，应充分考虑急性容量扩张对左心室充盈压的影响。有限的数据表明，弹丸注射 500ml 液体可能有助于区分 PAH 和左心室舒张功能障碍，且是安全的。这种方法已成为常规临床检查之前进行的进一步评估手段。同样，运动血流动力学检查可能有利于鉴别左心室舒张功能障碍，但缺乏标准，也需要进一步的评估。此外，PAWP 可能低估左心室舒张末期压力。

（7）从 RHC 测量的计算衍生变量应包括跨肺压梯度（TPG）和 PVR。PAH 诊断要求 PVR>3WU。PVR 是常用变量，但具有作为复合变量缺点，即对血流和充盈压的变化高度敏感，以及可能不能反映休息时肺循环的变化。介于平均 PAWP 和舒张 PAP 之间的 DPG 受血流和充盈压的影响较小，但可能没有预后价值，DPG 可能对疑诊左心疾病 PH 的患者有一定作用。

（8）存在心绞痛及冠状动脉疾病的危险因素、拟行肺动脉内膜切除术或肺移植时可能需要行冠状动脉造影，可以确定扩张的肺动脉压迫冠状动脉左主干和冠状动脉疾病。

2015 年 ESC 肺动脉高压诊断和处理指南对于右心导管检查相关推荐见表 1-8。

表 1-8　对于右心导管术诊断 PH 的推荐

推荐措施	推荐级别	证据级别
推荐采用 RHC 明确 PAH（第 1 类 PH）的诊断，并为治疗决策提供信息	I	C
鉴于 RHC 检查对于技术要求较高，且可能出现严重并发症，故推荐 PH 患者在专科中心行此检查	I	B
RHC 可被用于在 PAH（第 1 类 PH）患者中评估药物治疗的效果	Ⅱa	C
推荐对存在先天性心脏分流的患者行 RHC 检查来为矫正治疗决策提供信息	I	C
因肺疾病或左心疾病导致 PH 的患者，如考虑行器官移植，推荐行 RHC 检查	I	C

续表

推荐措施	推荐级别	证据级别
如 PAWP 检查结果不可靠，可行左心导管检查明确 LVEDP	II a	C
对于左心疾病或肺疾病的患者，如疑诊 PH，可考虑行 RHC 检查以为鉴别诊断和治疗决策提供信息	II b	C
对于 CTEPH（第 4 类 PH）患者推荐行 RHC 检查进一步明确诊断，并为治疗决策提供信息	I	C

注：CTEPH. 慢性血栓栓塞性 PH；LVEDP. 左心室舒张末期压力；PAWP. 肺动脉楔压；PH. 肺动脉高压；RHC. 右心导管检查。

11. 基因测试 分子基因诊断开启了 PH 患者诊断的新领域。基因测试需遵循伦理原则，保护患者隐私，维护患者利益。2015 年 ESC 肺动脉高压诊断和处理指南建议散发性和家族性 PAH 患者、PVOD/PCH 患者接受基因测试，因为这些患者的病因很有可能为基因突变。应当由训练有素的专业人员为患者提供遗传咨询并进行基因测试。对于考虑因食欲抑制剂造成的散发性 IPAH 患者和家族性 IPAH 患者，应当在专业中心进行 *BMPR2* 基因突变的筛查（包括点突变和大片重排）。如家族性 PAH 患者、年龄<40 岁的 IPAH 患者及遗传性出血性毛细血管扩张症的 PAH 患者未见 *BMPR2* 突变，可予以筛查 *ACVRL1* 基因和 *ENG* 基因。如未发现上述 3 种基因突变，可考虑进一步筛查罕见基因突变（如 *KCNK3*、*CAV1* 等）。如患者为散发性或家族性 PVOD/PCH，需测试 *EIF2AK4* 基因。上述指南同时指出，即使是没有活体肺组织学证据，只要发现 *EIF2AK4* 双等位基因突变，就可以做出 PVOD/PCH 的诊断。

12. PH 诊断策略和流程图 PH 的诊断流程从临床疑诊 PH 及超声心动图表现符合 PH 开始，首先鉴别是否为左心疾病或肺疾病相关的 PH（因这两种疾病导致 PH 在临床中常见），如排除上述两种疾病，需明确是否为第 4 类 PH（CTEPH），如排除第 4 类 PH 可能，则考虑为 PAH（第 1 类 PH）或罕见的第 5 类 PH。如诊断为第 1 类 PH，需进一步细化临床分类。

如临床工作中遇见劳力性呼吸困难、晕厥、心绞痛和（或）运动耐量下降的患者（特别是无明显普通心血管疾病和呼吸系统疾病危险因素的患者），需考虑 PAH 可能。同时，对于有 PAH 家族史、CTD 病史、CHD 病史、HIV 感染、门静脉高压及有可导致 PAH 药物和毒物摄入病史者，需意识到其有发展为 PAH 的可能，在临床工作中应予以监测。尽管如此，在临床工作中，医师普遍存在对 PH 认识不足的问题，最常见的情况是因其他原因做经胸超声心动图意外发现 PH，而不是医师主动有意识地诊断 PH。如经胸超声心动图高度怀疑 PH，需回顾患者病史，仔细询问症状、观察体征、心电图、胸部放射检查、肺功能检查

（包括肺一氧化碳弥散、动脉血气分析，必要时夜间血氧测定）和高分辨率 CT 等，明确是否为第 2 类和第 3 类 PH。如超声心动图检查提示罹患 PH 可能性低，则无需做进一步相关检查，需密切随访，并考虑其他可能导致症状的疾病。如确立了左心疾病或肺疾病的诊断，需予以适当的治疗。如患者有严重的 PH 和（或）右心功能不全，需将其转运至专业的 PH 中心接受进一步检查，寻找可导致 PH 的其他病因。如无法确立左心疾病和肺疾病的诊断，需做肺通气/灌注扫描以鉴别 CTEPH 和 PAH，同时需将患者转运到专业肺血管中心。如肺通气/灌注扫描提示多个节段充盈缺损，需考虑第 4 类 PH（CTEPH）的可能。CTEPH 的最终诊断还需要行 CT 肺动脉造影、右心导管检查和经皮肺动脉造影检查方能明确。CT 扫描亦可提供第 1′类 PH（PVOD）的诊断线索。如果肺通气/灌注扫描结果正常或仅见亚段片状充盈缺损，需考虑 PAH 或者第 5 类可能。2015 年 ESC 肺动脉高压诊断和处理指南列出了 PH 诊断策略（表 1-9），包括 RHC 检查适应证。其他的特异性检查，包括血液学检查、生化检查、免疫学检查、血清学检查、超声检查及基因学检查，可使得诊断更加细化。开胸或经胸腔镜肺活检会引起患病率和死亡率等增加，故不推荐在 PAH 患者中行肺活检。

表 1-9　PH 诊断策略推荐

推荐措施	推荐级别	证据级别
对于疑诊 PH 的患者，推荐将超声心动图作为一线无创检查手段	I	C
对于原因不明的 PH，推荐行肺通气/灌注扫描以排除 CTEPH 可能	I	C
对 CTEPH 患者行检查评估时，推荐采用增强 CT 肺动脉造影检查	I	C
推荐所有 PAH 患者都必须常规行生化检查、血液学检查、免疫学检查、HIV 检查及甲状腺功能检查，以明确是否合并特殊临床情况	I	C
为排除门静脉高压，推荐患者行腹部超声检查	I	C
在对 PH 患者急性起始评估时，必须行包括 DLCO 在内的肺功能测试检查	I	C
所有 PH 患者都应当考虑行肺部高分辨率 CT 检查	IIa	C
对 CTEPH 患者行检查评估时，可考虑采用肺动脉造影术	IIa	C
不推荐对 PAH 患者行开胸或者经胸腔镜肺活检	III	C

　　注：CTEPH. 慢性血栓栓塞性 PH；DLCO. 肺一氧化碳弥散量；PAH. 肺动脉高压；PH. 动脉性肺动脉高压。

　　2015 年 ESC 肺动脉高压诊断和处理指南同时提供了 PH 诊断流程图，见图 1-1。

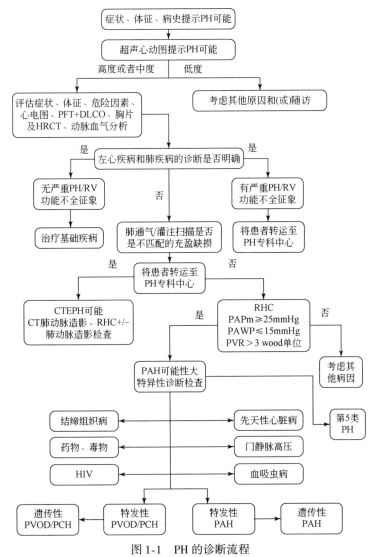

图 1-1 PH 的诊断流程

CTEPH. 慢性血栓栓塞性 PH；DLCO. 肺一氧化碳弥散量；HRCT. 高分辨率 CT；PAPm. 平均肺动脉压；PAH. 动脉性肺动脉高压；PAWP. 肺动脉楔压；PFT. 肺功能测试；PVOD/PCH. 肺静脉闭塞病/肺毛细血管瘤；PVR. 肺血管阻力；RHC. 右心导管检查

备注：CT 肺动脉造影可能漏诊 CTEPH

参 考 文 献

季颖群, 张卓莉, 陆慰萱. 2006. 结缔组织病相关肺动脉高压的临床分析. 中华内科杂志, 45 (6): 467-471.

刘雪芹, 杜军保, 陈永红, 等, 2008. 儿童肺动脉高压 276 例病因学分析. 实用儿科临床杂志, 23 (13): 991-993.

Cassinerio E, Graziadei G, Poggiali E. 2014. Gaucher disease: a diagnostic challenge for internists. Eur J Inter Med, 25 (2): 117-124.

Escribano-Subias P, Blanco I, Lopez-Meseguer M, et al. 2012. Survival in pulmonary hypertension in Spain: insights from the Spanish registry. The European Respiratory Journal, 40 (3): 596-603.

Eyries M, Montani D, Girerd B, et al. 2014. EIF2AK4 mutations cause pulmonary veno-occlusive disease, a recessive form of pulmonary hypertension. Nat Genet, 46 (1): 65-69.

Frost A E, Badesch D B, Barst R J, et al. 2011. The changing picture of patients with pulmonary arterial hypertension in the United States: how REVEAL differs from historic and non-US Contemporary Registries. Chest, 139 (1): 128-137.

Galie N, Humbert M, Vachiery J L, et al. 2016. 2015 ESC/ERS Guidelines for the diagnosis and treatment of pulmonary hypertension: The Joint Task Force for the Diagnosis and Treatment of Pulmonary Hypertension of the European Society of Cardiology (ESC) and the European Respiratory Society (ERS): Endorsed by: Association for European Paediatric and Congenital Cardiology (AEPC), International Society for Heart and Lung Transplantation (ISHLT) . Eur Heart J, 37 (1): 67-119.

Hoeper M M, Huscher D, Ghofrani H A, et al. 2013. Elderly patients diagnosed with idiopathic pulmonary arterial hypertension: results from the COMPERA registry. Inter J Cardiol, 168 (2): 871-880.

Humbert M, Labrune P, Sitbon O, et al. 2002. Pulmonary arterial hypertension and type-I glycogen-storage disease: the serotonin hypothesis. Eur Respir J, 20 (1): 59-65.

Humbert M, Sitbon O, Chaouat A, et al. 2006. Pulmonary arterial hypertension in France: results from a national registry. Am J Respir Crit Care Med, 173 (9): 1023-1030.

James T N. 1994. The toxic oil syndrome. Clin Cardiol, 17 (9): 463-470.

Krowka M J, Swanson K L, Frantz R P, et al. 2006. Portopulmonary hypertension: Results from a 10-year screening algorithm. Hepatology (Baltimore, Md), 44 (6): 1502-1510.

Olsson K M, Delcroix M, Ghofrani H A, et al. 2014. Anticoagulation and survival in pulmonary arterial hypertension: results from the Comparative, Prospective Registry of Newly Initiated Therapies for Pulmonary Hypertension (COMPERA) . Circulation, 129 (1): 57-65.

Peacock A J, Murphy N F, McMurray J J, et al. 2007. An epidemiological study of pulmonary arterial hypertension. Eur Respir J, 30 (1): 104-109.

Pepke-Zaba J, Delcroix M, Lang I, et al. 2011. Chronic thromboembolic pulmonary hypertension (CTEPH): results from an international prospective registry. Circulation, 124 (18): 1973-1981.

Rich S, Dantzker D R, Ayres S M, et al. 1987. Primary pulmonary hypertension. A national prospective study. Ann Inter Med, 107 (2): 216-223.

Sitbon O, Lascoux- Combe C, Delfraissy J F, et al. 2008. Prevalence of HIV- related pulmonary arterial hypertension in the current antiretroviral therapy era. Am J Respir Crit Care Med, 177 (1): 108-113.

Soubrier F, Chung W K, Machado R, et al. 2013. Genetics and genomics of pulmonary arterial hypertension. J Am Coll Cardiol, 62 (25 Suppl): D13-21.

第二章 肺动脉高压治疗药物的应用进展及疗效评价

PH 是一种病情较重、预后较差的疾病，但科学家并未因此放弃对其治疗的探索。近十余年来，在 PH 药物治疗和疗效评价方面均取得了较大的进展。多国的肺动脉高压治疗指南也在循证医学的基础上与时俱进。急性肺血管反应试验和心肺功能测定是评价靶向药物治疗 PH 疗效的重要方法。靶向药物联合治疗的证据目前多来自小规模的临床试验，直接还是序贯联合用药仍存在争议。目前国际指南建议仅在起始治疗策略效果不佳时才考虑联合用药。

第一节 肺动脉高压治疗药物的应用进展

近十余年来，PH 靶向治疗药物的开发和临床研究方兴未艾，大量患者从中受益。PAH 发病过程主要有 3 个路径：前列环素途径、内皮素途径及 NO 途径。PAH 患者肺血管前列环素类物质减少、内皮素增多且活性增强、NO 合成减少，上述 3 种情况均会导致肺血管强烈收缩，促进 PAH 的产生，故目前 PAH 靶向治疗药物主要针对这 3 个途径——针对前列环素途径的前列环素类似物、针对内皮素途径的内皮素受体拮抗剂和针对 NO 途径的 5 型磷酸二酯酶抑制剂（图 2-1）。1990 年依前列醇在临床的应用拉开了 PAH 靶向药物治疗的序幕，经多年发展，现已经有波生坦、安立生坦、马西替坦、曲前列环素、伊洛前列素、西地那非、他达拉非、伐地那非等诸多药物运用于临床，取得了一定的疗效。近年来，新型靶向药物如利奥西呱、西列帕格等也在临床逐步开始使用，一些随机对照研究结果表明其安全、有效。

1. 前列环素途径 前列环素主要是由内皮细胞产生，有强烈的舒张血管、抗血小板聚集、保护血管、抗细胞增殖作用。PAH 患者常见前列环素代谢通路调节异常，表现为肺动脉中前列环素合酶表达降低及前列环素尿代谢物减少，最终导致肺血管内前列环素减少，其舒张血管、抗血小板、抗细胞增殖作用减弱，促进 PAH 的发生和发展。故针对此类患者给予前列环素及其类似物以弥补其内在前列环素的不足，可起到治疗 PAH 的效果。许多临床试验表明，使用前列环素可改善患者临床症状、提高运动耐量和血流动力学指标，部分研究还提示前列

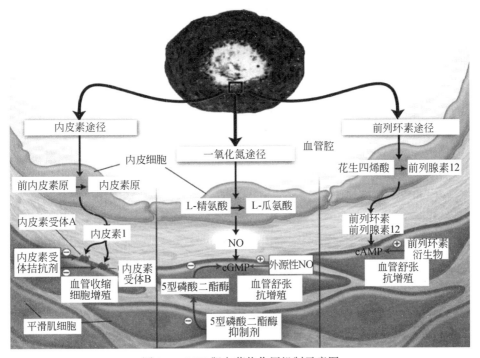

图 2-1　PAH 靶向药物作用机制示意图

环素可改善患者生存率。下面对目前临床常用的前列环素类药物逐一展开详述。

1）贝前列素：贝前列素是一种口服的前列环素类似物，其化学性质稳定。空腹口服后快速吸收，30 分钟后血药浓度达峰，单纯口服给药半衰期为 35 ~ 40 分钟。

ALPHABET（arterial pulmonary hypertension and beraprost european trial）是一项随机、双盲、安慰剂对照研究。该研究纳入 130 例 NYHA Ⅱ ~ Ⅲ级的 PAH 患者，随机分为贝前列素最大耐受剂量组和安慰剂对照组，共治疗 12 周。结果显示，贝前列素可改善运动耐量，增加 6 分钟步行距离（6 minutes walking distance，6MWD）达 25 米，并显著改善呼吸困难的症状。

另一项为期 12 个月的随机、安慰剂对照试验入选 116 例世界卫生组织（WHO）分级 Ⅱ ~ Ⅲ级的 PAH 患者，患者被随机分为贝前列素组和安慰剂对照组。结果显示，较之安慰剂，贝前列素治疗改善了患者 3 个月和 6 个月时的 6 分钟步行距离，但未改善 9 个月和 12 个月时的 6 分钟步行距离，提示该药在使用早期具有一定效果，但其效果随着时间的延长而减弱。

上述两项研究未发现贝前列素可改善患者血流动力学状态及预后。研究中最常出现的不良事件为头痛、面部发红、下颌疼痛及腹泻。贝前列素的不良反应与扩张体循环血管有关，通常发生在用药起始阶段。

2）依前列醇：依前列醇是一种合成前列环素，此药物半衰期较短（3~5分钟），在室温下仅能保持 8 小时的性质稳定，故需冷冻保存，在用药时需要输液泵及一根永久植入的导管。

有 3 项非盲随机对照研究评估了持续静脉使用依前列醇治疗 WHO-心功能分级（FC）Ⅲ~Ⅳ级 PAH 及系统性硬化相关性 PAH 患者的疗效。

1990 年 Rubin 等研究表明，使用依前列醇治疗 IPAH 患者 8 周后，其肺循环血流动力学和运动耐量改善，且这种改善作用持续至少 1 年，而采用传统药物治疗的患者出现临床症状明显恶化。

1996 年发表的一项前瞻性、随机、开放、对照试验，入选 81 例 NYHA 心功能Ⅲ~Ⅳ级的 PAH 患者，患者随机分为常规治疗组 40 例（吸氧，口服华法林、利尿剂和血管扩张剂）和依前列醇治疗组 41 例（在常规治疗基础上加用依前列醇静脉输注）。治疗 12 周后，依前列醇组 6 分钟步行距离增加 47 米，而常规组减少 64 米；依前列醇组 PAPm 降低 8%，常规组增加 3%；两组 PVR 分别降低 21% 和增加 9%。

2000 年一项多中心随机研究表明，系统性硬化相关性 PAH 患者在接受长期依前列醇治疗后运动耐量有显著提高。治疗 12 周后依前列醇组 6 分钟步行距离增加 46 米，而常规组减少 78 米。

上述研究结果表明，静脉使用依前列醇可显著改善患者症状、运动功能和血流动力学状态，且对此 3 项研究进行 META 分析的结果表明，依前列醇可降低死亡率风险达 70%。除了针对 PAH 治疗外，亦有学者探讨了依前列醇对 CTEPH 患者的疗效，Cabrol 等的研究表明，对于无手术适应证的 CTEPH，静脉使用依前列醇可显著改善患者运动耐量和血流动力学水平。

依前列醇治疗起始剂量为 2~4ng/（kg·min），此后应逐步加量，以不出现不良反应（如面部发红、头痛、腿痛）为上限。不同患者的最佳治疗剂量也不相同，一般为 20~40ng/（kg·min）。静脉使用依前列醇需要植入导管，可能出现静脉注射系统相关的严重不良事件，如导管阻塞、输液泵故障、局部导管置入部位感染及败血症等。一旦出现上述状况，需依据相关中心静脉导管感染的指南予以治疗。值得注意的是，治疗中需避免依前列醇输注突然中断，因为这可能会在部分患者中导致肺动脉压力反弹，并造成病情恶化，甚至死亡。

鉴于依前列醇具有热不稳定性，影响临床使用，目前正在研发热稳定的、不需要冷冻包装就可维持稳定性超过 8~12 小时的依前列醇制剂。

3）伊洛前列素：伊洛前列素是一种前列环素类似物，其化学性质稳定，既可静脉使用，也可口服和雾化吸入。2004 年美国 FDA 批准其用于治疗 WHO 功能分级Ⅲ~Ⅳ级PH患者。该药于2006年在我国上市。吸入给药的优点在于其吸入后首先沉积于肺泡表面，直接作用于肺血管，避免首过效应的影响，最大限度地发挥治疗作用；缺点是作用时间短，每天必须吸入6~9次。

2000年发表的德国PPH研究，即吸入伊洛前列素治疗重度肺动脉高压（Inhaled iloprost to treat severe pulmonary hypertension. An uncontrolled trial）研究，是一项早期针对PH伴重度右心衰竭的国际多中心、非对照、开放研究。该研究评估了吸入伊洛前列素治疗重度PH的疗效，共纳入来自于6个中心的19例PH伴重度右心衰竭的患者，随访3个月。研究结果显示，吸入伊洛前列素可以改善PH伴重度右心衰竭患者的血流动力学及心功能。

AIR（inhaled iloprost for severe pulmonary hypertension，吸入伊洛前列素治疗重度肺动脉高压）研究是一项针对重度PH患者（NYHA心功能分级为Ⅲ~Ⅳ级）的大型随机、双盲、安慰剂对照研究。研究将来自于37个中心的203例重度PH（包括IPAH、食欲抑制剂相关性PH、硬皮病相关性PH和CTEPH）患者随机分为伊洛前列素组和安慰剂组（伊洛前列素的使用剂量是2.5μg或者5μg，一天6~9次，平均日吸入量为30mg），治疗12周后，17%经伊洛前列素治疗的患者和5%的安慰剂组的患者达到了初级终点（即心功能改善，6分钟步行距离增加10%）。和安慰剂组相比，伊洛前列素治疗组运动耐量和症状显著改善，肺血管压力降低，且临床不良事件发生率较低，尤其是对于原发型PH患者效果更佳。

吸入伊洛前列素联合波生坦治疗PH研究（randomized study of adding inhaled iloprost to existing bosentan in pulmonary arterial hypertension）是一项多中心、随机、双盲、安慰剂对照研究。研究将67例正在使用波生坦的PH患者（包括原发性PH及继发性PH）随机分为联合使用吸入伊洛前列素组及安慰剂组，治疗12周并进行随访。研究结果表明，吸入伊洛前列素可以使PAPm及肺动脉阻力降低、6分钟步行距离增加，提示吸入伊洛前列素联用波生坦安全有效。值得注意的是虽然该研究取得了令人鼓舞的结果，但另外一项类似研究却提示其无效并被提前终止。

吸入伊洛前列素有效的循证医学证据较多，但静脉使用证据相对较少。理论上来说，静脉剂型的伊洛前列素疗效和吸入伊洛前列素相似，但性质更加稳定，血浆半衰期更长。有学者初步探讨了静脉使用伊洛前列素的疗效。伊洛前列素治疗IPAH（continuous intravenous iloprost to revert treatment failure of first-line inhaled iloprost therapy in patients with idiopathic pulmonary arterial hypertension）研究是一项单中心、非对照、开放研究。该研究对24名PH心功能Ⅳ级的患者使用静脉伊洛前列素并进行6个月随访。研究结果显示，患者由吸入伊洛前列素改为静脉使用伊洛前列素可以改善心功能，降低肺动脉阻力及右心房压力，但连续静脉使用伊洛前列素 6 个月后肺动脉阻力增加，并有 4 例患者死亡及 4 例患者进行心肺移植。鉴于静脉使用伊洛前列素疗效目前尚未得到随机对照的临床研究证实，欧美国家也没有批准其适应证，尚未有口服伊洛前列素治疗 PAH 疗效的报道。总之，吸入伊洛前列素耐受性良好，面部发红和下颌疼痛是最常见的不良反应。

4）曲前列环素：曲前列环素是一种三环联苯胺前列环素类似物，其化学性质稳定，可在常温下用药。这使得其既可以静脉使用，也可皮下使用。如皮下给药可使用微量泵和小型导管给药。

一项随机对照试验观察了曲前列环素治疗 PAH 的效果，该研究为国际多中心、随机、双盲、安慰剂对照临床试验，入选了来自美国、欧洲、澳大利亚和以色列的 NYHA 分级为 Ⅱ ~ Ⅳ 级的患者 PH470 例。研究主要终点为 6 分钟步行距离的变化值，亦评估了 Borg 呼吸困难和疲劳评分。在用药 12 周结束时，曲前列环素注射剂治疗组患者的 6 分钟步行距离较安慰剂组更远，平均差距约为 16 米，Borg 呼吸困难和疲劳评分亦得到改善，但增加值统计学并不显著。由于曲前列素可引起注射部位疼痛，该试验未能做到完全双盲。鉴于 Borg 呼吸困难和疲劳评分具有很强的主观性，难以确认 Borg 呼吸困难和疲劳评分的改善是否为该药物的作用。基于此临床试验，该药获得批准用于治疗 PH。该研究同时表明，那些对于药物耐受性较强的患者，运动功能改善最明显。

FREEDOM-C 试验是一项随机、双盲、安慰剂对照研究，旨在探讨曲前列环素口服剂型疗效。该研究入选 350 例接受稳定剂量背景用药（内皮素受体拮抗剂、5 型磷酸二酯酶抑制剂）的 PH 患者，随机分为加用口服曲前列环素组和安慰剂组，曲前列环素逐渐滴定至最大耐受剂量，共治疗 16 周。研究结果表明，和安慰剂对照组相比较，口服曲前列环素组呼吸困难疲劳指数评分和复合 6 分钟步行距离及 Brog 呼吸困难评分显著改善，且能耐受较大用药量的患者运动耐量改善显著优于耐受能力差或无法耐受用药的患者。

皮下使用曲前列环素往往从 1 ~ 2ng/（kg · min）起始，并根据不良反应出现的情况逐渐加量。不同个体之间最优剂量存在差异，为 20 ~ 80ng/（kg · min）。目前，尚未有皮下注射前列环素治疗 PH 的随机对照研究报道。

鉴于曲前列环素也可以静脉使用，故有随机对照试验试图评估静脉使用曲前列环素治疗 PAH 患者的疗效，但在随机入组 45 例（占原计划 126 例患者的 36%）患者后，因安全考量，研究招募被终止。对已经入组的患者的统计表明，静脉使用曲前列环素可改善 6 分钟步行距离和呼吸功能，但鉴于该研究因安全原因招募被终止这一事实，2015 年 ESC 肺动脉高压诊断和处理指南并未采纳这一研究结论。

一项随机对照研究评估了雾化吸入曲前列环素治疗 PAH 患者的疗效（入组患者均有波生坦或西地那非治疗背景），该研究共纳入 235 例 NYHA 心功能分级Ⅲ级或Ⅳ级的 PAH 患者，随机分为吸入曲前列环素组和吸入安慰剂组。研究结果表明，即使是对于已经使用内皮素受体拮抗剂和（或）5 型磷酸二酯酶抑制剂的患者，吸入曲前列环素治疗仍可显著提升患者 6 分钟步行距离，并降低 NT-proBNP 水平及改善生活质量。

注射部位疼痛是曲前列环素最常见的严重并发症，可导致 8% 的用药患者中断治疗，还可导致部分患者药物加量困难。其他的不良反应与依前列醇基本相同，但通常较轻。

5）赛来西帕：赛来西帕是一种口服的前列环素 IP 受体激动剂。其可通过对 IP 受体的激动，促进内源性前列环素的产生，达到治疗 PAH 的效果。虽然赛来西帕和其代谢物作用机制和内源性前列腺素有相似之处，但两者化学性质和药理学性质截然不同。

2012 年 Simonneau 等报道了一项在 PAH 患者中进行的前瞻性随机对照Ⅱ期临床研究，该研究旨在评价赛来西帕的有效性和安全性，共入组 43 例成人 PAH 患者［均有稳定的内皮素受体拮抗剂和（或）5 型磷酸二酯酶抑制剂联合治疗背景］，按 3∶1 随机分为赛来西帕组和安慰剂组，共治疗 17 周。结果表明，赛来西帕在治疗 17 周后可降低患者肺血管压力，且耐受性和安全性良好。

一项纳入了 1156 例患者事件驱动的Ⅲ期随机临床试验结果表明，赛来西帕单药治疗或在内皮素受体拮抗剂和（或）5 型磷酸二酯酶抑制剂基础上加用赛来西帕治疗可降低 39%（危险比 0.61，$P < 0.0001$）的复合发病率和死亡率终点（包括全因死亡、因 PAH 加重而入院、PAH 显著恶化需要进行肺移植或者房间隔造口术、因 PAH 恶化开始非口服前列环素类药物治疗及病情进展）。

GRIPHON 研究（selexipag for the treatment of pulmonary arterial hypertension，赛来西帕治疗肺动脉高压）是一项国际多中心、双盲、安慰剂平行对照、事件驱动研究。研究共纳入来自美国、欧洲、亚太地区及非洲 39 个国家 181 个研究中心的 1156 例 PAH 患者［WHO 分级Ⅰ（0.8%）、Ⅱ（46%）、Ⅲ（53%）和Ⅳ级（1%）］，随机分为赛来西帕组（$n = 574$）和安慰剂组（$n = 582$），共随访 26 周。赛来西帕治疗组剂量是以每周间隔增加，按增量 200μg，每天 2 次至最高耐受剂量 1600μg，每天 2 次。主要研究终点是下列事件首次出现的时间：①死亡；②因 PAH 住院；③PAH 恶化导致需要肺移植或球囊房间隔造口术；④开始静脉使用前列腺素治疗或慢性氧疗；⑤其他形式的疾病进展，包括 6 分钟步行距离较基线减少 15%、心功能恶化或需要对其他 PAH-特异性治疗。研究结果表明，赛来西帕组较安慰剂组复合发病率和死亡率终点（包括全因死亡、因 PAH 加重而入院、PAH 显著恶化需要行肺移植或者房间隔造口术、因 PAH 恶化开始非口服前列环素类药物治疗及病情进展）降低 39%（危险比 0.61，$P<0.0001$），特别是全因死亡的发生降低 40%。在运动功能方面，从基线至 26 周时测量的 6 分钟步行距离的中位绝对变化（即给药后约 12 小时）是赛来西帕组+4 米和安慰剂组−9 米。

2. 内皮素途径　内皮素是有效的内源性血管收缩剂和平滑肌细胞促分裂素，可以使肺血管收缩和过度增生引起 PH。在人体，内皮素有 ET-1、ET-2 和 ET-3 3 种亚型。内皮素通过和血管平滑肌细胞上的内皮素 A 受体和 B 受体结合，发挥其生理作用——促进血管收缩和促有丝分裂和增殖等。在正常机体中，内皮素和内皮素 B 受体结合后，可降低内皮素水平，减少血管收缩、增生和肥大，同时介导扩血管性物质释放，是一种负反馈调节。然而，在 PAH 患者体内，内皮素 B 受体在内皮细胞上的表达显著下调，负反馈调节缺失，同时内皮素 A 受体在平滑肌细胞的表达上调，进一步导致血管收缩、血管增生，促进 PAH 的发生和发展。内皮素受体拮抗剂的原理是针对内皮素途径阻断内皮素受体，从而抑制血管收缩、细胞增殖等病理过程，最终起到降低肺动脉压、抑制肺血管重塑的治疗作用。目前已应用于临床的药物有波生坦、安立生坦及马西替坦等。多项研究均证实它们可以改善 PH 患者的生活质量、WHO 功能分级、血流动力学状况，并能延迟临床恶化时间。

1）波生坦：波生坦是一种口服的非选择性内皮素受体拮抗剂，可同时阻滞 A 型和 B 型内皮素受体。有 6 项随机对照研究（Study-351、BREATHE-1、BREATHE-2、BREATHE-5、EARLY 和 COMPASS 2）评价了波生坦的疗效，这 6 项研究均表明波生坦可改善患者运动耐量、心功能分级、血流动力学状态、超声心动图和多普勒参数，并延长患者病情恶化的时间。

Study-351 研究是一项小型多中心双盲、随机、安慰剂对照研究，共纳入在美国和法国共 5 个中心 32 例患者原发性或硬皮病相关性 PH 患者，随机分为波生坦组和安慰剂对照组，共治疗 12 周。研究表明，波生坦耐受性良好，应用波生坦的患者 6 分钟步行距离增加（45±13）米，波生坦长期治疗与血流动力学参数、纽约心脏病学会（NYHA）PAH 心功能分级改善具有相关性。

BREATHE-1 则是一项纳入欧洲、北美、以色列和澳大利亚的 27 个中心 213 例患者的大型双盲、随机、安慰剂对照研究。研究者对 Study-351 研究和 BREATHE-1 研究的受试者进行了 36 个月随访治疗，12 个月和 24 个月时的估计生存率分别达 96% 和 89%，远高于根据美国国立卫生研究院的方程式预测的该患者人群生存率（69% 和 57%），仍接受波生坦单药治疗的患者分别为 85% 和 70%。研究证实，波生坦一线治疗可显著改善晚期 PAH 患者的生存率。

BREATHE-2 试验是一项前瞻性双盲、安慰剂随机对照研究。该研究入选了 33 例有依前列醇治疗背景的 PAH 患者，按照 2∶1 的比例随机分为加用波生坦组和加用安慰剂组，共治疗 16 周。研究结果表明，两组受试者的血流动力学指标、运动耐量和心功能指标等较其基线时均有改善。与单药治疗组相比，联合治疗组患者的上述指标倾向于有更大的改善。

BREATHE-5（Bosentan in patients with pulmonary arterial hypertension related to eisenmenger physiology，波生坦治疗艾森门格综合征相关的肺动脉高压）研究是一项多中心、双盲、安慰剂对照研究，该研究评估了波生坦对 WHO-心功能Ⅲ级艾森曼格综合征患者的疗效。研究共入选 54 例患者，按照 2∶1 的原则随机分为波生坦治疗组（$n=37$）和安慰剂治疗组（$n=17$）。结果表明，治疗 16 周后，波生坦可显著改善艾森门格综合征患者的运动耐量、心功能分级，并降低 PVR 和 PAPm，此外，波生坦不降低患者血氧饱和度，连续观察 24 周时，波生坦仍显示出良好效果。

EARLY（early therapy of pulmonary arterial hypertension，肺动脉高压的早期治疗）研究是一项前瞻性、国际多中心、随机、双盲、安慰剂对照的临床研究。该研究共入选来自 21 个国家 50 个地区的 185 例轻度症状性 PAH 患者，随机分为波生坦治疗组（$n=93$）和安慰剂治疗组，共治疗 6 个月。研究结果表明，相对于安慰剂组，波生坦组的 PVR 和至临床恶化时间均显著改善。

COMPASS 2 研究是一项前瞻性、随机、双盲、事件驱动、安慰剂对照研究，评估了在西地那非治疗上加用波生坦和西地那非单药治疗 PAH 的疗效。该研究共入组 334 例 PAH 患者，随机分为安慰剂组和波生坦组，共治疗 16 周。研究结果表明，相对于西地那非单药治疗，在西地那非基础上加用波生坦治疗可增加患者 6 分钟步行距离，降低 NT-proBNP 水平，但不能改善患者出现不良事件的时间。

除上述在成人中进行的研究外，有学者还探讨了波生坦治疗儿童 PAH 的疗效。FUTURE-1（bosentan in children with pulmonary arterial hypertension，波生坦治疗儿童特发性或家族性肺动脉高压）研究是一项多中心、前瞻性、非随机临床研究。该研究旨在评价波生坦对 PAH 患儿应用波生坦儿科制剂的疗效和安全性。研究的有效性指标包括心功能分级及家长和临床总体临床印象量表评分。结果表明，波生坦儿科制剂的接受性和耐受性均较好，并且所有患儿均未出现肝酶升高或贫血，有效性指标改善主要在既往未接受波生坦治疗的患儿中出现。

BREATHE-3 研究评价了波生坦对 12 岁以下 PAH 患儿的有效性和安全性。研究表明，患儿对波生坦治疗均耐受良好，并且 PVR 指数、PAPm 显著降低，心排血指数及右心房压有改善趋势。

鉴于上述研究的成果，2009 年 ESC/欧洲呼吸学会（ERS）PAH 诊治指南、2009 年美国心脏病学会基金会（ACCF）/美国心脏学会（AHA）专家共识及 2013 年法国尼斯世界 PAH 会议中的 PAH 诊治指南均将波生坦列为重点推荐药物。2015 年 ESC/ERS 肺动脉高压诊断和管理指南推荐 WHO 功能分级 Ⅱ ~ Ⅲ 级的 PAH 患者使用波生坦（Ⅰ类推荐，证据水平 A）。作为疗效确切且耐受性良好的 PAH 一线治疗药物，波生坦将在未来的 PAH 管理中发挥越来越重要的作用。

值得注意的是，有约 10% 的患者在服用波生坦后肝脏氨基转移酶升高，但氨基转移酶升高为剂量依赖性，在予以将药物减量或停药后，氨基转移酶升高可被逆转。因此，接受波生坦治疗的患者需要每个月查一次肝功能。

2）安立生坦：安立生坦是一种内皮素受体拮抗剂，其主要阻断内皮素 A 型受体。在 2005 年发表的一项旨在探讨安立生坦安全性和有效性的双盲研究中，共纳入了 64 例 IPAH 和相关性 PAH 患者，随机分为安立生坦 1mg/d、2.5mg/d、5mg/d 和 10mg/d 治疗组，共治疗 12 周。研究结果表明，与基线水平相比，各组 6 分钟步行距离均显著增加，且安立生坦还可显著改善呼吸困难症状及血流动力学状态，研究同时观察到安立生坦严重不良事件发生率低、肝酶异常少见，提示其安全有效。

ARIES-1（ambrisentan in patients with moderate to severe pulmonary arterial hypertension，安立生坦治疗中度至重度肺动脉高压）研究是一项多中心、随机、双盲、安慰剂对照研究，旨在评估安立生坦对 PH 患者的长期预后影响。研究共入选 PAH 患者 393 例，随机分为安立生坦 5mg 组、10mg 组和安慰剂对照组。ARIES-2 研究与之相似，该研究主要将安立生坦 2.5mg 组和 5mg 组与安慰剂组进行比较。两项研究结果均表明，接受安立生坦治疗的所有剂量组在 6 分钟步行距离方面均有明显改善，且改善程度随剂量而增加。安立生坦治疗 4 周后可以观察到 6 分钟步行距离增加，治疗 12 周后可观察到剂量–反应效应。与安慰剂组相比，接受安立生坦治疗的患者疾病发展至临床恶化（包括死亡、肺移植、因 PH 住院、房间隔造口术、因增加其他治疗药物而退出研究等）的时间明显延迟。

3）马西替坦：马西替坦（macitentan）为一种双重内皮素受体拮抗剂，亦是继波生坦、安立生坦上市的第三个内皮素受体拮抗剂，马西替坦是在美国食品药品管理局（Food and Drug Administration，FDA）获批的第二个治疗 PAH 的药物。

2013 年一项在新英格兰医学杂志上发表的研究评估了马西替坦治疗 PAH 的疗效。该研究为大样本、随机、事件驱动型多中心对照研究，共纳入 742 例 PAH 患者，随机分为安慰剂组（$n = 250$）、马西替坦 3mg 组和马西替坦 10mg 组。平均服药 100 周。一级终点为开始治疗到首次出现复合终点事件（包括死亡、行房间隔造口术、肺移植术、开始静脉或者皮下使用前列腺素类药物及 PAH 病情恶化）

的时间。研究结果表明，马西替坦显著降低 PAH 患者复合终点事件的发病率和死亡率，并改善患者运动功能。在该研究中，未发现马西替坦有肝脏毒性作用。在 10mg 马西替坦治疗组中，有 4.3% 的患者出现了血红蛋白下降 ≤80g/L。

3. NO-cGMP 途径

（1）5 型磷酸二酯酶抑制剂：PAH 患者肺动脉内皮受损、NO 合成减少，导致血管收缩和血管内皮细胞损害，促进 PAH 的发生和发展。从这个角度来说，应当予以 PAH 患者补充 NO 治疗，然而在临床操作中，难以把握 NO 的给药和剂量操作。NO 扩张血管的机制为：NO 可直接激活可溶性鸟苷酸 cGMP 依赖的蛋白，继而激活 cGMP 依赖的蛋白激酶，使血管平滑肌细胞钾离子通道开放，并抑制细胞外钙离子内流，使细胞内钙浓度降低，从而松弛肺血管平滑肌。因此，只要增加并维持血管平滑肌细胞中 cGMP 的含量，就可达到舒张血管的效果。鉴于 cGMP 降解主要依赖 5 型磷酸二酯酶，5 型磷酸二酯酶抑制剂可在这一环节阻止 cGMP 降解，增加 cGMP 的细胞内浓度，使得血管扩张。这也是 5 型磷酸二酯酶抑制剂治疗 PAH 的机制。目前在我国可应用的药物包括西地那非、他达拉非及伐地那非。

1）西地那非：西地那非是一种口服的、强有力的选择性 5 型磷酸二酯酶抑制剂。4 项关于西地那非治疗 PAH 的随机对照研究表明其可显著改善患者的症状、运动功能及血流动力学状态。

2004 年发表的一项随机、双盲、对照、交叉研究探讨了西地那非治疗 PAH 的有效性和安全性，共有 22 例 PAH 患者完成研究。患者被随机分为西地那非治疗组和安慰剂组，治疗 6 周后两组治疗措施轮换。研究结果表明，西地那非可显著改善心功能，降低肺动脉收缩压，改善呼吸困难症状，初步研究结果表明，西地那非治疗 PAH 安全有效。

2005 年发表的 SUPER-1（sildenafil use in pulmonary hypertension，西地那非在肺动脉高压应用）研究是一项大样本、多中心、前瞻、随机双盲、安慰剂对照临床研究，共纳入 277 例 PAH 患者，主要为结缔组织病相关性 PH 和外科矫正术后先天性心脏病合并 PH 的患者，绝大多数患者 NYHA 心功能分级 Ⅱ～Ⅲ级，随机分为 20mg、40mg 或 80mg 西地那非组和安慰剂组，连续用药 12 周，主要评价指标有 6 分钟步行距离、肺动脉压力及 WHO 心功能分级。最终结果表明 20mg、40mg、80mg 西地那非治疗组患者 6 分钟步行距离较安慰剂组分别增加 45 米、46 米、50 米，各剂量组患者心功能分级至少改善 Ⅰ 级，肺血流动力学较安慰剂组亦有改善，3 年随访显示，60% 患者心功能状态稳定或改善，46% 患者 6 分钟步行距离稳定或改善，18% 患者加用第二种治疗 PH 的药物，3 年生存率达 79%。

此外，2006 年美国心脏杂志也发表了一项旨在评估西地那非治疗 PAH 疗效的随机、安慰剂对照、双盲、交叉研究，共纳入 PAH 患者 20 例，其中半数为IPAH，半数为艾森门格综合征。将患者随机分为西地那非组和安慰剂对照组，治疗 6 周后，用 2 周时间洗脱，两组轮换后再治疗 6 周。研究结果表明，西地那非可显著改善患者症状、运动耐量，提升 NYHA 心功能分级，改善患者血流动力学水平。

Iversen 等于 2010 年发表了一项在波生坦治疗基础上加用西地那非治疗艾森门格综合征患者的研究。该研究为随机、双盲、安慰剂对照交叉研究。纳入 21例艾森门格综合征患者，研究持续 9 个月，初始 3 个月未用波生坦治疗，3 个月后在波生坦基础上加用西地那非或安慰剂（对照组），治疗 3 个月后西地那非组和安慰剂对照组治疗措施轮换。研究结果表明，在波生坦基础上加用西地那非可显著改善 6 分钟步行距离，降低肺血管压力。

在联合治疗方面，2008 年发表的一项大样本随机、双盲、安慰剂对照、平行研究探讨了在依前列醇基础上加用西地那非治疗 PAH 的疗效。该研究共纳入来自 41 个中心的 267 例 PAH 患者，患者均有静脉使用依前列醇治疗背景。随机分为安慰剂组、西地那非 20mg 组、40mg 组和 80mg 组。研究结果表明，西地那非可延长从治疗开始到临床症状恶化的时间，且治疗 12 周后患者 6 分钟步行距离显著增加

亦有西地那非治疗儿童 PAH 患者疗效的研究。STARTS-1 研究显示西地那非可改善儿童 PH 患者血流动力学和运动耐量，在此基础上 STARTS-2 研究进一步评价了西地那非单药口服对儿童 PH 长期存活率的影响。结果表明不同剂量的治疗均可获得存活时间的延长。

西地那非最常出现的不良反应一般为轻度到中度头痛、面部发红及鼻出血，这些不良反应多由血管舒张造成。目前，根据西地那非药物代谢动力学数据，正在研发静脉注射用的西地那非，其目的是为了可以使那些长期口服西地那非的PAH 患者在临床无法口服用药时，能得到桥接治疗。目前建议的使用剂量为20mg，每日 3 次口服。

2）他达拉非：他达拉非亦为选择性 5 型磷酸二酯酶抑制剂，其特点是每日口服一次，服药简便，潜在用药依从性高，可以治疗 PH。另外，其他剂量和剂型的他达拉非亦可用于治疗勃起功能障碍，目前已经在临床广泛应用。

PHIRST-1（tadalafil in the treatment of pulmonary arterial hypertension，他达拉非治疗肺动脉高压）研究是一项前瞻性、大样本、多中心、随机、双盲、安慰剂对照Ⅲ期临床研究，旨在评价他达拉非治疗 PH 的疗效。研究共入选 405 例未接受治疗或者已经接受波生坦治疗的患者（接受波生坦治疗比例为 53%），随机分为他达拉非不同剂量组（2.5mg、10mg、20mg、40mg）和安慰剂组，共治疗 16

周，主要评价指标有 6 分钟步行距离、肺动脉压力及 WHO 功能分级等。研究结果表明，他达拉非组较安慰剂组 6 分钟步行距离增加 33 米，且距离的增加为剂量依赖性。其中 40mg 治疗组 6 分钟步行距离的增加具有显著统计学差异，此剂量能够减缓临床恶化的时间，减少恶化事件，同时还发现他达拉非能够显著降低 PAPm 和 PVR。在已经接受波生坦治疗的患者中，加用他达拉非同样有效，但疗效弱于未曾接受过治疗的患者。

SITAR（sildenafil to tadalafil in pulmonary arterial hypertension，PAH 患者他达拉非替代西地那非）研究是一项自身对照试验，旨在探讨长期服用西地那非的 PAH 患者用他达拉非替代后的有效性及安全性。该项研究共纳入 35 例 PAH 患者，其中 56% 的患者同时服用两种以上的降 PH 的药物，所有患者调整为他达拉非治疗后较前无明显恶化，均可较好耐受他达拉非，并且因服药简便和不良反应轻微等原因，55% 的患者表示更加满意于他达拉非的治疗。

2009 年 5 月他达拉非被美国 FDA 批准用于治疗 PAH。2009 年 10 月他达拉非获准在欧盟用于治疗 WHO 功能分级为 Ⅱ 级和 Ⅲ 级的 PAH，目的在于改善运动耐力。

目前，报道最多的他达拉非不良反应通常为头痛和消化不良，眼睑肿胀和结膜充血是少见的不良反应。由他达拉非所引起的不良反应多短暂、轻微。由于他达拉非有扩张血管的作用，会产生一过性轻度的低血压反应，应用之前需要仔细评估是否存在以下情况，如血压调节障碍、左心室流出道梗阻等。

3）伐地那非：伐地那非是目前起效最快的 5 型磷酸二酯酶抑制剂，其抑制 5 型磷酸二酯酶的作用是西地那非的 20 倍，且价格较为低廉。

关于伐地那非的随机临床试验相对较少。2011 年发表了一项由我国学者牵头，旨在探讨伐地那非治疗 PAH 有效性的随机、双盲、安慰剂对照临床研究（EVALUATION 研究），该研究纳入 66 例 PAH 患者，按照 2∶1 的比例随机分为伐地那非组（$n=44$）和安慰剂对照组（$n=22$），共治疗 12 周。研究结果表明，伐地那非可显著改善 PAH 患者的运动耐量、心功能分级和血流动力学参数。

（2）鸟苷酸环化酶激动剂

利奥西呱：利奥西呱（riociguat）是一种新型靶向药物，能激活鸟苷酸环化酶，促进 cGMP 的合成，进而舒张肺血管，抑制 PH 的进展。2013 年 10 月在美国 FDA 获批用于治疗 PH。

2013 年，《新英格兰医学杂志》发表了一项大样本、多中心、随机双盲对照研究，旨在评价利奥西呱治疗 PAH 的疗效。该研究共纳入 443 例症状性 PAH 患者，随机分为安慰剂对照组、利奥西呱 1.5mg 组及利奥西呱 2.5mg 组，共治疗 12 周。研究结果表明，利奥西呱可显著改善患者运动耐量、增加 6 分钟步行距离、降低肺血管压力、降低 NT-proBNP 水平、改善 WHO 功能分级、延迟到症状恶化的时间及改善呼吸困难的症状。出现在安慰剂组和2.5mg 利奥西呱治疗组的最常见严重不良事件为晕厥（安慰剂组4%、利奥西呱2.5mg 组1%）。利奥西呱联合5 型磷酸二酯酶抑制剂为治疗禁忌，两药联用可导致严重的低血压和其他严重不良反应。

4. **钙离子通道阻滞剂**　钙离子通道阻滞剂对 PH 患者生存期的影响：在靶向治疗 PAH 疗法出现以前，钙离子通道阻滞剂（calcium channel blocker，CCB）被长期用于 PAH 的治疗。使用 CCB 基于如下理论：CCB 可使肺血管舒张。然而，临床实践和大量研究充分表明，长期应用大剂量的 CCB 仅对部分患者有效，其仅能延长约10% 对该类药物敏感的 PAH 患者生存期，而对于那些服用 CCB 不敏感的 PAH 患者，长期服用可导致体循环低血压、心排血量减低、心律失常和水钠潴留，甚至导致死亡率增加。鉴于此，对 PAH 患者需要慎重使用 CCB，对大多数患者而言，CCB 非但不能治疗 PH，反而会使患者的病情恶化，使用 CCB 需慎之又慎。只有那些急性血管反应试验阳性的 PH 患者，才适合接受 CCB 治疗。

IPAH 应用 CCB 对急性肺血管反应试验的敏感性：大约有10% 的 IPAH 患者对急性肺血管反应试验呈长期阳性反应。仅对于急性血管反应阳性的 HPAH、IPAH、DPAH 患者推荐使用大剂量 CCB。对于因结缔组织病、HIV 感染、门肺高压症及 PVOD 导致的 PH，急性血管反应阳性并不意味着其接受 CCB 治疗预后良好。有研究表明，这10% 对 CCB 呈长期敏感患者的生活质量和预后显著优于不敏感的患者，其10 年生存率接近100%，急性肺血管反应试验阴性的患者绝对禁止行 CCB 治疗。

并非所有患者都对 CCB 治疗持续阳性。许多研究表明，约半数第一次急性肺血管反应试验阳性的患者，在1 年后转为阴性。显然，这些患者无法继续从 CCB 治疗中获益，故应当及时停止 CCB 治疗。建议对初次急性肺血管反应试验检查阳性的患者在接受 CCB 治疗1 年后再次行急性血管反应试验，结果仍阳性则表示该患者持续敏感，可继续给予 CCB 治疗。

CCB 治疗注意事项：即使患者急性血管反应试验阳性，在行 CCB 治疗时，也需要注意如下事项。

使用的 CCB 主要包括硝苯地平、地尔硫䓬及氨氯地平，特别是硝苯地平和地尔硫䓬。临床一般根据患者的基础心率选择使用 CCB 的类型，如患者心率相对较慢，则选用硝苯地平和氨氯地平，如患者心率相对较快，则选用地尔硫䓬，兼顾控制患者的心率。为了达到效果，一般每天使用 CCB 剂量较大：硝苯地平每天120～240mg，地尔硫䓬每天240～720mg，氨氯地平每天最大剂量可达

20mg。一般推荐在初始用药时使用相对较低的剂量，如硝苯地平缓释片 30mg bid、地尔硫䓬 60mg tid 或氨氯地平 2.5mg qd，然后逐渐小心增加剂量直到最大耐受量。限制药物加量的因素主要包括常出现的系统性低血压及下肢水肿等。

治疗中需密切观察，以确保患者安全和药物有效。治疗期间应当每 3 ~ 4 个月全面评估一次，评估措施包括右心导管检查。

CCB 的不良反应：要充分了解 CCB 的不良反应如：①通气/灌注失调加重，增加肺内分流，PaO_2 下降；②矛盾性肺动脉压升高；③低血压、外周水肿；④诱发心力衰竭、肺水肿或猝死。

如何处理对 CCB 疗效不佳：如 CCB 治疗效果不理想（治疗效果理想定义为 WHO-FC 功能为 Ⅰ ~ Ⅱ 级，血流动力学显著改善并接近正常），需采取其他抗 PAH 治疗。

CCB 治疗 PH 的循证医学证据：2010 年发表在欧洲心脏病学杂志的一项关于 CCB 治疗 PAH 患者的研究是迄今为止最大样本的 CCB 用于合并其他疾患的 PH 的研究，该研究入选了 663 例经右心导管证实的 PH 的患者，对所有患者行急性血管反应试验，43 例患者（6.5%）呈阳性并给予初始剂量的 CCB（地尔硫䓬、硝苯地平、氨氯地平）单药治疗，其中 16 例患者临床效果良好（治疗后3 ~ 4 个月血流动力学有显著改善，1 年 NYHA 心功能分级维持在 Ⅰ/Ⅱ级），对于反应良好的 16 例患者继续给予大剂量的 CCB 单药治疗（13 例给予地尔硫䓬 240 ~ 720mg/d，2 例给予硝苯地平 60 ~ 90mg/d，1 例给予氨氯地平 20mg/d）。结果表明，13.4% 的减肥药相关性 PAH、12.2% 的 PVOD/PCH、10.1% 的结缔组织病相关性 PAH、1.6% 的 HIV 相关性 PAH 和 1.3% 的 Po PH 急性肺血管反应试验阳性，未发现先天性心脏病相关性 PAH 急性血管反应试验阳性。长期随访发现约 9.4% 的减肥药相关性 PAH 患者可保持长期对 CCB 敏感，罕见 HIV 相关性 PAH、门脉高压性 PAH 和结缔组织病相关性 PAH 对 CCB 长期敏感，未见 PVOD/PCH 患者对 CCB 长期敏感。5 年后，所有长期对 CCB 敏感的患者都生存，此后该组患者仅出现了 2 例非 PAH 相关性死亡。急性血管反应试验中 PAPm 降至 < 40mmHg，判断对 CCB 长期敏感的特异性更强。

基于 PH 疾病的特殊性，有关 PH 的随机临床试验研究较少。2015 年 ESC 肺动脉高压诊治指南推荐：大剂量 CCB 可用于急性血管反应试验阳性的 IPAH、HPAH、DPAH 患者，Ⅰ类推荐，但证据水平 C 级，证据来自小型研究或专家共识。具体推荐如下：建议对特发性、遗传性或药物诱导性 PH 患者，在使用 CCB 前，首先需要进行急性血管反应试验，对于急性肺血管反应试验阳性的患者，推荐使用硝苯地平、氨氯地平、地尔硫䓬，尤其是地尔硫䓬和硝苯地平，心率较快者选择地尔硫䓬，心率较慢者选择硝苯地平和氨氯地平。可采用从小剂量开始（地尔硫䓬 60mg tid，硝苯地平缓释片30mg bid，氨氯地平2.5mg qd），逐渐加量的原则，推荐剂量：地尔硫草240~720mg/d，硝苯地平120~240mg/d，氨氯地平20mg/d。

重症 PH 患者使用 CCB 时应住院观察，并需密切观察用药反应，特别是在用药早期和增加剂量时。开始用药期间须密切观察 CCB 的安全性和有效性，大剂量用药需定期监测肺血流动力学并防止低血压，根据病情调整剂量。用药原则为基础心率快的患者考虑地尔硫草类药物，基础心率慢（<60 次/分）的患者考虑二氢吡啶类 CCB。

2015 年 ESC 肺动脉高压诊断和处理指南对于靶向药物单药治疗 PH 的推荐见表 2-1。

表 2-1 对不同程度 WHO-FC PAH 患者（1 类患者）单药治疗推荐

治疗措施		分级[a]—证据水平[b]					
		WHO 功能分级 Ⅱ 级		WHO 功能分级 Ⅲ 级		WHO 功能分级 Ⅳ 级	
钙离子通道阻滞剂		Ⅰ	C[c]	Ⅰ	C[c]	—	
内皮素受体拮抗剂	安立生坦	Ⅰ	A	Ⅰ	A	Ⅱb	C
	波生坦	Ⅰ	A	Ⅰ	A	Ⅱb	C
	马西替坦[d]	Ⅰ	B	Ⅰ	B	Ⅱb	C
5 型磷酸二酯酶抑制剂	西地那非	Ⅰ	A	Ⅰ	A	Ⅱb	C
	他达拉非	Ⅰ	B	Ⅰ	B	Ⅱb	C
	伐地那非[f]	Ⅱb	B	Ⅱb	B	Ⅱb	C
鸟苷酸环化酶激动剂	利奥西呱	Ⅰ	B	Ⅰ	B	Ⅱb	C
前列环素类似物	依前列醇 静脉注射[d]	—	—	Ⅰ	A	Ⅰ	A
	伊洛前列素 吸入	—	—	Ⅰ	B	Ⅱb	C
	伊洛前列素 静脉注射[f]	—	—	Ⅱa	C	Ⅱb	C
	曲前列环素 皮下注射	—	—	Ⅰ	B	Ⅱb	C
	曲前列环素 吸入[f]	—	—	Ⅰ	B	Ⅱb	C
	曲前列环素 静脉注射[e]	—	—	Ⅱa	C	Ⅱb	C
	曲前列环素 口服[f]	—	—	Ⅱb	B	—	
	贝前列环素[f]	—	—	Ⅱb	B	—	
IP 受体激动剂	赛来西帕（口服）[f]	Ⅰ	B	Ⅰ	B	—	

注：WHO-FC. 世界卫生组织功能分级；a. 推荐级别；b. 证据水平；c. 仅适用于对急性血管反应试验有反应者，对于特发性 PAH、遗传性 PAH 和药源性 PAH，为 Ⅰ 类推荐，对于 APAH 患者，为 Ⅱa 类推荐；d. 随机对照试验以临床恶化时间作为主要终点或减少全因死亡率的药物；e. 如患者不能耐受皮下注射，行静脉注射；f. 此药物尚未被欧洲药品管理局批准。

第二节　急性肺血管反应试验

一、急性血管反应试验的意义

部分 PAH 患者，特别是 IPAH 患者，发病机制可能与肺血管痉挛有关。急性血管反应试验是筛选上述患者的唯一手段。

急性血管反应试验对于 PAH 患者的作用如下。

1. 指导 CCB 的应用　只有急性血管反应试验阳性的患者，方可行 CCB 治疗。如果急性血管反应试验阳性，说明患者肺血管处于痉挛状态，而 CCB 可以有效地缓解血管痉挛，从而产生良好的疗效。与靶向药物相比，CCB 容易获得，价格便宜，并非所有急性血管反应试验阳性的患者都适合 CCB 治疗，专科医生在临床管理中仍需不断观察、定期评估，必要时变更治疗措施。急性血管反应试验阴性的患者，应绝对禁止 CCB 治疗。

2. 用于 PAH 患者的预后评估　急性血管扩张试验呈阳性反应者，预后较好。有研究表明，试验中 PAPm 降低越多，预后越好。如患者长期急性血管反应试验阳性，提示其对 CCB 长期敏感，此类患者 5 年生存率甚至可能达到 100%。

目前各种 PH 指南均建议对特发性、遗传性或药物诱导性 PAH 患者，在使用 CCB 前，需先进行急性血管反应试验。

二、急性血管反应试验的检查方法

目前可用于急性肺血管反应试验的药物有依前列醇、伊洛前列素、腺苷、NO、西地那非及 CCB 等。其中 NO、伊洛前列素、依前列醇可通过面罩或鼻导管吸入给药。鉴于吸入气体能迅速进入肺循环，避免了首关效应，同时自体内排出迅速，故其在临床应用较为广泛。其他试验药物给药途径多为经静脉给药，西地那非和 CCB 可经口服给药。鉴于试验中易出现低血压和其他不良事件，目前 CCB 在该项试验中已很少使用。

急性血管反应试验前后需行右心导管检查获取相关血流动力学参数，故其须在导管室进行。

三、使用伊洛前列素行急性肺血管反应试验的步骤

首先行右心导管检查获取相关基线血流动力学参数（如 PAPm、心排血量、PAWP 等）。然后予以空气压缩或雾化吸入伊洛前列素 5～10μg，持续吸入 10 分钟以上，在给药过程中，密切观察患者生命体征、血氧饱和度等，在吸入结束后，立即再次行右心导管检查，再次测定相关血流动力学参数，并对试验前后的各项参数进行比较以明确患者是否为急性血管反应试验阳性。

四、腺苷急性肺血管反应试验的步骤

首先行右心导管检查获取相关基线血流动力学参数（如心率、体循环血压、PAPm、PVR、左心室舒张末压、心排血量、肺毛细血管楔压等）。其次从中心静脉或肺动脉泵入腺苷，起始剂量为 $50μg/(kg \cdot min)$，每 2 分钟予以递增 $25μg/(kg \cdot min)$，直至达到最大剂量 $[200μg～300μg/(kg \cdot min)]$ 或最大耐受量（表2-2）。泵入腺苷过程中，需密切观察生命体征，注意部分患者使用腺苷可导致心脏停搏，同时术前需向患者解释使用腺苷会出现胸闷、面部发红等症状，取得患者理解并配合检查。

表 2-2　急性肺血管反应试验药物使用方法

药物	给药途径	半衰期	起始剂量	使用方法
腺苷	静脉注射	5～10 秒	50μg/(kg·min)	(1) 每 2 分钟增加 25μg/(kg·min)，至最大量 [200～300μg/(kg·min)] 或最大耐受量
				(2) 在泵入过程中采集肺动脉压力最大下降幅度值，而非在停止泵入时采集
伊洛前列素	雾化吸入	5～25 分钟	20μg	(1) 可使空气压缩或超声雾化吸入设备，需保证雾化颗粒大小适合沉积于肺泡组织
				(2) 吸入需持续 10 分钟以上
				(3) 一般可直接应用伊洛前列素原液进行雾化吸入。对于气道高反应患者或吸入过程中出现刺激性咳嗽的患者，可使用生理盐水或注射用 1：1 稀释后再行吸入
				(4) 采集从吸入开始后至吸入停止后 15 分钟内肺动脉压力最大下降幅度

急性血管反应试验有一定的风险。在检查过程中，如遇下列情况，需立即终止急性肺血管扩张试验。

（1）体循环收缩压下降超过 30% 或低于 85mmHg。

（2）心率增加超过 40% 或大于 100 次/分。

（3）心率低于 60 次/分并出现体循环低血压。

（4）发生不可耐受的不良反应。

（5）肺动脉压下降达到目标值。

（6）血管扩张剂已应用至最大剂量。

五、急性血管反应试验阳性标准的判定

急性血管反应试验的阳性标准为：患者 PAPm 下降到 40mmHg 之内；PAPm 下降幅度超过 10mmHg；心排血量不变或者增加。必须满足此 3 项标准，才可将患者诊断为试验结果阳性。

2015 年 ESC 肺动脉高压诊断和处理指南对于急性血管反应试验的推荐见表 2-3。

表 2-3 急性血管反应试验推荐

推荐措施	推荐级别	证据水平
急性血管反应试验必须在专科中心进行	I	C
推荐对 IPAH、HPAH 及药源性 PAH 患者行急性血管反应试验以评估其是否可以用大剂量 CCB 来治疗	I	C
急性血管反应试验阳性定义为：平均 PAP 下降≥10mmHg，且其绝对值下降到 40mmHg 以下，同时心排血量不降低或者升高	I	C
推荐在试验中采用 NO	I	C
静脉注射依前列醇可作为急性血管反应试验备选	I	C
亦可考虑将腺苷作为急性血管反应试验备选	Ⅱa	C
吸入伊洛前列素可作为急性血管反应试验备选	Ⅱb	C
不推荐在试验中静脉使用或者口服 CCB	Ⅲ	C
不推荐在除 IPAH、HPAH 及药源性 PH 外其他 PH 患者（如第 2、3、4、5 类患者）中行急性血管反应试验以评估其是否适合接受大剂量 CCB 治疗	Ⅲ	C

注：CCB. 钙离子通道阻滞剂；HPAP. 遗传性动脉性肺动脉高压；IPAH. 特发性动脉性肺动脉高压；PAP. 肺动脉压；PAH. 动脉性肺动脉高压。

第三节 心肺功能评估和疗效评价

对每例 PH 患者都应该进行准确的功能评级。对于 PH 患者来说，治疗前后功能评级的变化是疗效评价的重要指标。PH 功能评级主要有：6 分钟步行距离

试验、Borg scale 分级、心肺运动试验及 WHO 功能评级。

1. 6 分钟步行距离试验（6 minutes walking distance，6MWT）　该试验是评价 PH 患者运动耐量最重要的检查方法。目前依然在各个中心被广泛运用。该试验的优点在于简便易行、费用低廉、易于操作。在西方 PH 临床诊治中心，PH 患者首次入院后常规进行此项试验。研究表明，首次住院的 6 分钟步行距离与预后显著相关。如同其他各项 PH 评估方法，6 分钟步行距离检测也需要结合患者的临床状况来解读。6 分钟步行距离通常受到下列因素的影响，如性别、年龄、身高、体重、合并疾病、需氧量、学习曲线等。6 分钟步行距离的绝对值（而不是其变化值）为评估患者的预后提供了重要信息，但并没有一个适用于所有患者的阈值。推荐使用在 6 分钟步行结束时的 Brog 评分判断患者运动耐量水平。此外，6 分钟步行距离试验也是评价治疗是否有效的关键方法，几乎所有的 PH 新药研究均采用 6 分钟步行距离作为主要观察终点。建议每例 PH 患者在住院过程中均进行 6 分钟步行距离试验检测（表 2-4）。

表 2-4　6 分钟步行距离试验结果报告表

姓名		性别		年龄		病区		病案号	
目前诊断									
心功能分级									
试验日期									
步行距离									
			试验前				试验后		
心率									
血压									
指尖氧饱和度									

6 分钟步行距离试验的方法：即在平坦的地面 30 米直线两端各置一座椅，受试者沿直线尽可能快速地来回行走，直到 6 分钟时停止，测量步行距离。正式行走前可先试走 2 次，之后休息 1 小时再行走 2 次，如果 4 次行走距离的差距小于 10%，则以 4 次结果的平均值为准，否则再增加 1 次；在 6 分钟内如患者出现疲乏、头晕、呼吸困难、发汗、颜面苍白，则立即停止试验。试验前后测定心率、血压、脉搏等生命体征，并使用动脉血氧监护仪测定 SO_2。

Borg 呼吸困难分级指数与 6 分钟步行距离试验结合可用来评价 PH 患者的心肺功能状态。

2. 心肺运动试验　常常在大中心方可进行，此试验可提供大量有用的信息，如运动能力、通气效率、运动时心脏功能等。大部分 PH 中心采用逐步增加坡度法，目前对此类人群并没有一个标准的检查方案。PAH 患者在试验中表现为典型的低潮气末二氧化碳分压、高二氧化碳通气当量、低氧脉搏及低氧摄入峰值等。一些 CPET 变量为判断预后提供了重要信息，而低氧摄入峰值是最常用于治疗决策的变量。将 6 分钟步行距离试验和心肺运动试验的结果结合起来，可以得到更多判断预后的信息。

3. WHO 肺动脉高压功能评级　1998 年在第二次 WHO PH 专题会议上就已经提出对 PH 患者的活动耐量应该有一个统一的分级评价标准，其分级原则可根据纽约心脏病协会心功能分级标准修订，但加入了 PH 症状的描述（表2-5）。国外研究证实，患者首次入院时的 PH 功能评级与预后密切相关。国内的研究也表明，首次入院 PH 功能Ⅱ级的患者预后远好于Ⅲ级或Ⅳ级的患者。

表 2-5　WHO 心功能分级评价标准

Ⅰ级	患者体力活动不受限，日常体力活动不会导致气短、乏力、胸痛或黑矇
Ⅱ级	患者体力活动轻度受限，休息时无不适，但日常活动会出现气短、乏力、胸痛或近乎晕厥
Ⅲ级	患者体力活动明显受限，休息时无不适，但低于日常活动量时即出现气短、乏力、胸痛或近乎晕厥
Ⅳ级	患者不能进行任何体力活动，有右心衰竭的征象，休息时可有气短和（或）乏力，任何体力活动都可加重症状

虽然观察者之间存在差异，但 WHO-FC 依然是 PH 患者生存率的最强预测因子之一，不仅在做出诊断时如此，在随访期间亦是如此。如患者功能分级恶化，则强烈提示病情进展，此时需明确病情恶化的原因。

大部分已被批准的 PAH 治疗药物是建立在运动能力改善的基础上，如治疗 12 周或 16 周的 6 分钟步行距离。但严谨的研究显示，6 分钟步行距离和临床发病率、死亡率之间是否正相关存在疑问，一直呼唤修改 PAH 的试验设计。新的 PAH 临床试验应采用发病率和死亡率的事件组合为主要终点，证明药物疗效。

4. PH 预后和疗效评价　推荐 PH 患者赴专科中心行常规评估。对患者进行全面和总体的评估是非常有必要的。对于每一个被评估者，医师都应当了解如下几个问题：①自从上一次临床评估以来，有无临床症状恶化的征象？②如果有的话，那么这些临床恶化是由于 PH 进展引起的，还是由于其他并存疾病引起？③右心室功能是否稳定？④患者目前临床状况是否预示着长期预后较好？患者是否是低危组？

为了回答这些问题，需要从多个角度来评估患者。表 2-6 列出了一些 PH 中心常用的危险评估变量。2015 年 ESC 肺动脉高压诊断和处理指南同时推荐采集关于右心室功能的信息（通过测定 BNP/NT-proBNP 或者超声心动图检查）。表 2-7 中变量可能对于判断预后和指导治疗决策尤为重要，但在运用到具体患者时需谨慎。在做出具体的治疗决策前，需对患者进行总体评估方可做出决定，而不是依赖于某一个或者几个具体的变量。个体的风险还可能进一步受到多种因素的影响，如疾病进展的速度、是否合并右心衰竭体征、是否合并晕厥、有无合并疾病、年龄、性别、基础治疗、PH 分型等。因此，对于 PH 患者的评估还应当包括合并症和并发症的情况。每个患者需常规做心电图检查以明确是否具有临床相关的心律失常（此类心律失常在患者中相当常见）。除了 BNP 和 NT- proBNP 外，上述指南推荐的最基本的实验室检查还包括血细胞计数、国际标准化比率（在接受维生素 K 拮抗剂抗凝治疗的患者中开展）、血清钠、血清钾、肌酐、尿酸、天冬氨酸转氨酶 ASAT、丙氨酸转氨酶 ALT 及胆红素。肌钙蛋白、尿酸、血清铁水平和甲状腺功能应当至少每年测定一次，如患者病情恶化，需随时测定。

表 2-6　动脉性肺动脉高压危险评估

决定预后因素[a] （预测一年死亡率）	低危<5%	中危 5% ~ 10%	高危>10%
右心衰竭临床症状	无	无	有
症状进展	无	缓慢	快
晕厥	无	偶尔晕厥[b]	反复晕厥[c]
WHO 功能分级	I、II	III	IV
6 分钟步行距离	>440 米	165 ~ 440 米	<165 米
心肺运动试验	V_{O_2} 峰值 > 15ml/(min · kg)（>65% 预测值） V_E/V_{CO_2} 斜率<36	V_{O_2} 峰值为 11 ~ 15ml/(min · kg)（35% ~ 65% 预测值） V_E/V_{CO_2} 斜率为 36 ~ 44.9	V_{O_2} 峰值 < 11ml/(min · kg)（<35% 预测值） V_E/V_{CO_2} 斜率≥45
血清 NT- proBNP 水平	BNP<50ng/L NT-proBNP<300ng/L	BNP 为 50 ~ 300ng/L NT - proBNP 为 300 ~ 1400 ng/L	BNP>50ng/L NT-proBNP>1400ng/L
图像（超声心动图、磁共振）	RA 面积<18cm², 无心包积液	RA 面积为 18 ~ 26cm², 无或少量心包积液	RA 面积>26cm², 有心包积液
血流动力学	PAP<8mmHg CI>2.5l/(min · m²) SvO_2 >65%	PAP 为 8 ~ 14mmHg, CI> 2.0 ~ 2.4l/(min · m²) SvO_2 60% ~ 65%	PAP>14mmHg CI<2.0/(min · m²) SvO_2 <60%

注：BNP. 脑钠肽；CI. 心排血指数；CMR. 心脏磁共振；NT- proBNP. N 端脑钠肽前体；RA. 右心房；SvO_2. 混合静脉血氧饱和度；V_E/V_{CO_2}. 分钟通气量/二氧化碳生成量比值；V_{O_2}. 氧耗量；WHO. 世界卫生组织。a. 大部分推荐的因素和界限值是基于专家观点提出的。这些因素可以提供预后的信息，并被用来指导治疗决策，但当运用于具体的患者时，必须慎之又慎。这些变量主要是在 IPAH 患者身上得到了印证，但界限值在其他类型 PAH 患者身上未必有用。同时，在采取治疗措施前，必须充分评估风险。b. 在轻度或者重度运动时偶尔晕厥，或者在其他稳定患者中的直立性晕厥。c. 即使在轻度或者一般的体力活动下，也反复晕厥。

对于 PAH 患者，长期随访非常重要。表 2-7 中列出了 2015 年 ESC 诊断和处理指南对 PAH 患者长期随访的推荐。

表 2-7　对 PAH 患者推荐的随访措施和随访时间

	在基线水平	每3~6个月[a]	每6~12个月[a]	在改变治疗后每3~6个月[a]	在临床症状恶化时
医疗评估和功能分级	+	+	+	+	+
心电图	+	+	+	+	+
6分钟步行距离/Borg 呼吸困难评分	+	+	+	+	+
CPET	+		+		+[e]
超声检查	+		+	+	+
基础实验室检查[b]	+	+	+	+	+
拓展的实验室检查[c]	+		+		+
血气分析[d]	+		+	+	+
右心导管检查	+		+[f]	+[e]	+[e]

注：CPET. 心肺运动试验。a. 根据患者的需求调整随访间期。b. 基础实验室检查包括：血细胞计数、INR（如果患者接受维生素 K 拮抗剂抗凝治疗）、血清肌酐、血钠、血钾、丙氨酸转氨酶/天冬氨酸转氨酶（如患者接受内皮素受体拮抗治疗）、胆红素、脑钠肽和 N 端脑钠肽前体。c. 拓展的实验室检查包括：促甲状腺激素、尿酸、铁水平（铁、铁蛋白、转铁蛋白受体）及根据患者需求而做的其他一些检查项目。d. 血气分析标本来自动脉血或动脉化的毛细血管血，如不能进行血气分析，在稳定的患者中，此项指标可用外周血氧饱和度来替代。e. 应当考虑。f. 一些中心在随访期间每隔一段时间行右心导管检查。

上述指南同时指出，对 PAH 患者的病情严重性评估非常重要，这直接决定了治疗措施的选择和药物疗效的判断。指南对 PAH 病情严重性和药物疗效的评估见表 2-8。

表 2-8　对 PAH 患者病情严重性和疗效的评估推荐

推荐措施	推荐级别	证据水平
推荐综合临床评估、运动试验、生物标志物、超声心动图和血流动力学状态来评估 PAH 患者病情严重程度	I	C
推荐在病情稳定的患者中，每3~6个月随访一次	I	C
推荐将达到/保持低危状态作为 PAH 患者达到充分治疗效果的指标	I	C
可考虑将达到/保持中危状态作为大多数 PAH 患者治疗效果不充分的指标	IIa	C

参 考 文 献

荆志成. 2011. 2010 年中国肺高血压诊治指南. 中国医学前沿杂志: 电子版, 03 (2): 62-81.

柳志红, 王勇, 张洪亮. 2010. 中国实用内科杂志, 12: 1083-1084.

Badesch D B, Tapson V F, McGoon M D, et al. 2000. Continuous intravenous epoprostenol for pulmonary hypertension due to the scleroderma spectrum of disease. A randomized, controlled trial. Ann Intern Med, 132 (6): 425-434.

Barst R J, Beghetti M, Pulido T, et al. 2014. STARTS-2: long-term survival with oral sildenafil mono- therapy in treatment- naive pediatric pulmonary arterial hypertension. Circulation, 129 (19): 1914-1923.

Barst R J, McGoon M, McLaughlin V, et al. 2003. Beraprost therapy for pulmonary arterial hypertension. J Am Coll Cardiol, 41 (12): 2119-2125.

Beghetti M, Haworth S G, Bonnet D, et al. 2009. Pharmacokinetic and clinical profile of a novel for- mulation of bosentan in children with pulmonary arterial hypertension: the FUTURE-1 study. Br Jlin Pharmacol, 68 (6): 948-955.

Cabrol S, Souza R, Jais X, et al. 2007. Intravenous epoprostenol in inoperable chronic thromboembolic pulmonary hypertension. J Heart lung Transplant Fransplant, 26 (4): 357-362.

Carter N J, Keating G M. 2010. Bosentan: in pediatric patients with pulmonary arterial hypertension. Paediatric Drugs, 12 (1): 63-73.

Channick R N, Simonneau G, Sitbon O, et al. 2001. Effects of the dual endothelin-receptor antagonist bosentan in patients with pulmonary hypertension: a randomised placebo- controlled study. Lancet 358 (9288): 1119-1123.

Ewert R, Opitz C F, Wensel R, et al. 2007. Continuous intravenous iloprost to revert treatment failure of first- line inhaled iloprost therapy in patients with idiopathic pulmonary arterial hypertension. Clin Reser Cardiol, 96 (4): 211-217.

Galie N, Badesch D, Oudiz R, et al. 2005. Ambrisentan therapy for pulmonary arterial hypertension. J Am Coll Cardiol, 46 (3): 529-535.

Galie N, Beghetti M, Gatzoulis M A, et al. 2006. Bosentan therapy in patients with Eisenmenger syn- drome: a multicenter, double-blind, randomized, placebo-controlled study. Circulation, 114 (1): 48-54.

Galie N, Ghofrani H A, Torbicki A, et al. 2005. Sildenafil citrate therapy for pulmonary arterial hyper- tension. N Engl J Med, 353 (20): 2148-2157.

Galie N, Humbert M, Vachiery J L, et al. 2002. Effects of beraprost sodium, an oral prostacyclin an- alogue, in patients with pulmonary arterial hypertension: a randomized, double- blind, placebo- controlled trial. J Am Coll Cardiol, 39 (9): 1496-1502.

Galie N, Olschewski H, Oudiz R J, et al. 2008. Ambrisentan for the treatment of pulmonary arterial hypertension: results of the ambrisentan in pulmonary arterial hypertension, randomized, double- blind, placebo- controlled, multicenter, efficacy (ARIES) study 1 and 2. Circulation, 117 (23):

3010-3019.

Galie N, Rubin L, Hoeper M, et al. 2008. Treatment of patients with mildly symptomatic pulmonary arterial hypertension with bosentan (EARLY study): a double-blind, randomised controlled trial. Lancet, 371 (9630): 2093-2100.

Ghofrani H A, Galie N, Grimminger F, et al. 2013. Riociguat for the treatment of pulmonary arterial hypertension. N Engl J Med, 369 (4): 330-340.

Hiremath J, Thanikachalam S, Parikh K, et al. 2010. Exercise improvement and plasma biomarker changes with intravenous treprostinil therapy for pulmonary arterial hypertension: a placebo-controlled trial. J Heart Lung Transplant, 29 (2): 137-149.

Humbert M, Barst R J, Robbins I M, et al. 2004. Combination of bosentan with epoprostenol in pulmonary arterial hypertension: BREATHE-2. Eur Respir J, 24 (3): 353-359.

Iversen K, Jensen A S, Jensen T V, et al. 2010. Combination therapy with bosentan and sildenafil in Eisenmenger syndrome: a randomized, placebo-controlled, double-blinded trial. Eur Heart J, 31 (9): 1124-1131.

Jing Z C, Yu Z X, Shen J Y, et al. 2011. Vardenafil in pulmonary arterial hypertension: a randomized, double-blind, placebo-controlled study. Am J Respir Crit Care Med, 183 (12): 1723-1729.

McLaughlin V, Channick R N, Ghofrani H A, et al. 2015. Bosentan added to sildenafil therapy in patients with pulmonary arterial hypertension. Eur Respir J, 46 (2): 405-413.

McLaughlin V V, Benza R L, Rubin L J, et al. 2010. Addition of inhaled treprostinil to oral therapy for pulmonary arterial hypertension: a randomized controlled clinical trial. J Am Coll Cardiol, 55 (18): 1915-1922.

Montani D, Savale L, Natali D, et al. 2010. Long-term response to calcium-channel blockers in non-idiopathic pulmonary arterial hypertension. Eur Heart J, 31 (15): 1898-1907.

Olschewski H, Ghofrani H A, Schmehl T, et al. 2000. Inhaled iloprost to treat severe pulmonary hypertension. An uncontrolled trial. German PPH Study Group. Ann Int Med, 132 (6): 435-443.

Olschewski H, Simonneau G, Galie N, et al. 2002. Inhaled iloprost for severe pulmonary hypertension. The New England Journal of Medicine, 347 (5): 322-329.

Pulido T, Adzerikho I, Channick R N, et al. 2013. Macitentan and morbidity and mortality in pulmonary arterial hypertension. N Engl J Med, 369 (9): 809-818.

Rubin L J, Badesch D B, Barst R J, et al. 2002. Bosentan therapy for pulmonary arterial hypertension. N Engl J Med, 346 (12): 896-903.

Rubin L J, Mendoza J, Hood M, et al. 1990. Treatment of primary pulmonary hypertension with continuous intravenous prostacyclin (epoprostenol). Results of a randomized trial. Ann Int Med, 112 (7): 485-491.

Sastry B K, Narasimhan C, Reddy N K, et al. 2004. Clinical efficacy of sildenafil in primary pulmonary hypertension: a randomized, placebo-controlled, double-blind, crossover study. J Am Coll Cardiol, 43 (7): 1149-1153.

Simonneau G, Barst R J, Galie N, et al. 2002. Continuous subcutaneous infusion of treprostinil, a prostacyclin analogue, in patients with pulmonary arterial hypertension: a double- blind, randomized, placebo-controlled trial. Am J Respir Crit Care Med, 165 (6): 800-804.

Simonneau G, Rubin L J, Galie N, et al. 2008. Addition of sildenafil to long- term intravenous epoprostenol therapy in patients with pulmonary arterial hypertension: a randomized trial. Ann Int Med, 149 (8): 521-530.

Simonneau G, Torbicki A, Hoeper M M, et al. 2012. Selexipag: an oral, selective prostacyclin receptor agonist for the treatment of pulmonary arterial hypertension. Eur Respir J, 40 (4): 874-880.

Singh T P, Rohit M, Grover A, et al. 2006. A randomized, placebo- controlled, double- blind, crossover study to evaluate the efficacy of oral sildenafil therapy in severe pulmonary artery hypertension. Am Heart J, 151 (4): 851, e1-5.

Sitbon O, Channick R, Chin K M, et al. 2015. Selexipag for the Treatment of Pulmonary Arterial Hypertension. New Engl J Med, 373 (26): 2522-2533.

Sitbon O, Delcroix M, Bergot E, et al. 2014. EPITOME- 2: An open- label study assessing the transition to a new formulation of intravenous epoprostenol in patients with pulmonary arterial hypertension. Am Heart J, 167 (2): 210-217.

Tapson V F, Torres F, Kermeen F, et al. 2012. Oral treprostinil for the treatment of pulmonary arterial hypertension in patients on background endothelin receptor antagonist and/or phosphodiesterase type 5 inhibitor therapy (the FREEDOM-C study): a randomized controlled trial. Chest 142 (6): 1383-1390.

第三章　肺动脉高压的一般治疗

PH 的一般治疗措施主要包括氧疗、抗凝、利尿和强心等对症支持治疗。上述治疗是 PH 患者治疗的基石。氧疗、利尿和强心等对症治疗可纠正患者低氧血症、减少右心高负荷状态，从而有效缓解 PH 患者的临床症状。同时，对于患者的运动指导、康复训练、生育管理、旅行指导等也属于一般治疗的范畴。

PH 总体治疗目标是将患者降至低危水平（低危水平代表较好的运动能力、生活治疗、右心功能，以及较低的死亡风险）。这意味着需尽可能将患者的 WHO-FC 分级控制在 II 级。大多数 WHO-FC 功能控制在 II 级的患者 6 分钟步行距离可达到正常或接近正常。学术界根据 6 分钟步行距离的数值（>380 米、>440 米及>500 米）制定了不同的治疗目标，这些具体的数据都是根据选择性队列研究和专家共识得出的。现行指南根据第五届 PH 世界学术会议的共识，推荐采用 6 分钟步行距离>440 米作为阈值，因为此结果来自目前所知最大一组队列研究。然而，在临床实践中，必须充分考虑个体因素，如患者高龄或合并其他疾病，标准应当放低一些。反之，如患者年龄较轻，且无合并疾病，则阈值应当高一些。对于这些年龄较轻且无合并症的患者，心肺运动试验检查需常规开展，因为此检查能够更加客观地反映运动功能和右心室的功能。如果患者病情进展、合并其他严重疾病或高龄，治疗目标可能难以实现。

第一节　肺动脉高压的氧气疗法

氧气疗法是指通过各种方式将含氧气体输送给人体，以预防和纠正低氧血症，其所提供的吸氧浓度高于空气氧浓度。吸氧对静息和运动状态下缺氧的患者均十分有益。低氧是血管收缩的强力诱导剂，高氧则可降低 PAH 患者的 PVR。

一、氧气疗法的定义

氧气疗法有两种含义，一种是指各种可能增加吸入氧气浓度的措施（包括机械通气供氧和高压氧等特殊氧疗）；另一种是指通过简单的连接管道，在常压下向气道内增加氧浓度的方法，一般氧疗是指后一种方法。

低氧可引起肺血管收缩、红细胞增多、肺动脉重构，引起肺血管床的闭合而加速 IPAH 的进展，而吸氧疗法可通过鼻导管和面罩吸氧预防、缓解和治疗 PH 患者所引起的相关症状，改善脑缺氧和体力状态。

氧疗可使血氧饱和度增加，进而改善患者的心肺功能，使血液黏稠度降低，增加心脏供氧，延缓病情的发展。长期氧疗可纠正慢性缺氧患者的低氧血症，PH 患者可减轻或逆转 PH，提高肺泡内氧分压，增加氧弥散能力，提高动脉氧分压和氧合血红蛋白质量浓度，增加组织供氧，改善心、脑、肝、肾的功能，有利于改善心功能状态和延缓肺源性心脏病的发展，还可以改善睡眠，减少睡眠时与低氧血症有关的快速动眼运动，减少夜间心律失常的发生，氧疗不仅可以增加供氧能力和运动中氧的利用率，降低一分钟通气量和呼吸氧耗，减轻静息状态下的呼吸困难，还可通过延缓呼吸肌疲劳和提高膈肌功能改善活动后气短，提高运动耐力。为避免 PH 患者发生心力衰竭，早期低流量吸氧是必要的。吸氧的最终目的是在心肺做功最小的情况下维持适当的组织氧供，提高血氧饱和度，纠正低氧血症，保证组织细胞得到适度的氧气以恢复和维持其功能。对于活动后血氧饱和度低于 90% 的患者，活动时最好吸氧。

二、PH 的氧疗

对于 PH 患者，在长期治疗 PH 的过程中，氧疗起着至关重要的作用。浓度为 100% 的氧气治疗可作为一种选择性肺血管扩张剂，并能够有效降低 PVR，提高心排血指数。PH 患者的氧疗是否存在剂量依赖性效应，其短期疗效是否能够在长期治疗中一直维持作用，这些都需要进一步深入研究。缺氧可导致肺血管收缩，升高肺动脉压，故吸氧对于降低 PAH 患者的肺血管压是有效的。现有研究表明，吸氧可降低 PAH 患者的 PVR，但长期氧疗是否可改善 PAH 患者的预后尚无定论，且无大样本随机对照试验证据支持。现有指南只是基于 COPD 的治疗经验建议：当 PaO_2 持续低于 8kPa（相当于 60mmHg，也相当于 91% 的动脉血氧饱和度）时，推荐患者吸氧并将动脉血氧饱和度提升到 8kPa 以上，有学者推荐此类患者每天吸氧时间应>15 小时。对于运动后出现严重缺氧，吸氧后可改善症状的患者，推荐予以门诊吸氧，如有条件，可使用便携式吸氧装置以便随时吸氧。

三、左心疾病相关性 PH 的氧疗

根据病情及左心疾病相关指南，决定患者氧疗情况。

四、肺疾病相关性 PH 的氧疗

长期氧疗可部分降低 CODP 相关性 PH 患者的肺动脉压。然而，即使进行氧疗，患者肺动脉压很少能降低至正常水平，且肺血管的结构改变无法逆转。在间质性肺疾病中，长期氧疗的疗效尚不明确，缺乏相关循证医学证据。

五、CTEPH 的氧疗

如 CTEPH 患者合并心力衰竭和低氧血症，应当进行氧疗。需要注意的是，长期氧疗会给患者带来一些不适和不便，如活动受限，鼻腔干燥不适，部分患者还可能感觉氧气有异味，吸氧较为随意，医务人员需告知严格遵医嘱吸氧的意义，增加其依从性。同时，在氧疗过程中，应根据 PH 具体病情制订个体化氧疗方案。氧疗方案要尽可能详细，包括每天吸氧时段及氧流量控制，应详细记录吸氧前后血压、心率、精神状态和静息、负荷状态下的氧分压、二氧化碳分压和血氧饱和度等指标变化，比较初始吸氧，氧疗 1 个月、3 个月和 6 个月后的上述指标变化。

六、长期氧疗改善生存率的循证医学证据

低氧血症是 COPD 患者晚期最常见的症状，低流量吸氧可以纠正低氧血症。临床试验发现长期氧疗能够改善 COPD 低氧血症患者的生存率。一项英国的临床试验比较了每天氧疗 15 小时的患者与不接受氧疗患者的预后，另一项 NIH 研究（夜间氧疗试验，nocturnal oxygen therapy trial group，NOTT）则比较了夜间氧疗（每天约 12 小时）和连续氧疗（每天至少 19 小时的效果）。在每项研究中，患者呼吸空气的平均氧分压均为 51mmHg，平均 FEV1 是 0.7 ~ 0.8L。两项研究均表明氧疗有益。

英国的临床研究显示，42 例接受氧疗患者中 5 年内死亡 19 人（45%），而 45 例（67%）没有接受氧疗者死亡 30 人。在 NIH 研究中，夜间接受氧疗者一年后死亡率为 20.6%，接受持续氧疗者为 11.9%；两年后死亡率分别为 40.8% 和 22.4%。夜间氧疗患者相对死亡危险性是持续氧疗患者的 1.94 倍。以上结果表明氧疗有效，而持续氧疗比仅夜间氧疗效果更佳。

第二节 肺动脉高压的抗凝治疗

鉴于部分 PH 患者经常伴有血液高凝状态，存在肺血栓栓塞症或原位血栓形成的风险，且静脉使用靶向药物需经导管输入，也有形成栓塞的风险，故抗凝治疗是 PH 一般治疗的重要组成部分。尽管如此，并非所有的 PH 患者均有抗凝适应证，抗凝治疗需限定特定的 PH 人群。欧洲的一项 PH 注册 COMPERA 研究显示，对 IPAH 患者进行抗凝可改善预后，但其结论尚不能外推至其他类型的 PH 患者。

PH 的病因可能包括血栓前状态。由于 PH 患者的凝血和纤溶系统异常，可导致部分患者的肺动脉出现血管内原位血栓，PH 患者也是肺动脉血栓栓塞的高危人群。而口服抗凝剂则可预防和治疗肺血管中的血栓，提高患者的生存率。因此，需对 PH 患者进行抗凝治疗。目前临床主要使用的药物是华法林。但随着新型口服抗凝药物的较多使用，有助于明确抗凝治疗在各类肺动脉高压治疗中的作用。

一、PH 的抗凝治疗指南建议

2009 年 ACCF/AHAPH 专家共识建议 IPAH 患者华法林抗凝治疗的目标 INR 为 1.5~2.5。由于缺乏有力的数据，各指南对 PH 抗凝治疗的推荐存在明显的差异。

2015 年 ESC 肺动脉高压诊断和处理指南仅将抗凝治疗作为 IPAH、HPAH 和药源性 PAH 患者治疗 Ⅱb 类适应证。相关因素导致的肺动脉高压（associated pulmonary arterial hypertension，APAH）患者口服抗凝药物疗效不明确。抗凝药物一般仍采取传统口服抗凝药物——华法林，抗凝期间需注意检测 INR。新型口服抗凝药物的效果尚不明确，但如 PAH 患者合并室上性心律失常，如心房扑动、心房颤动等，可予以抗凝治疗，包括口服新型抗凝药物。如患者出现咯血，不推荐抗凝治疗。

PH 患病人群具有异质性且样本量有限，目前还没有关于抗凝治疗的随机前瞻性研究。大部分数据来源于单中心回顾性队列研究，且没有专门以探讨抗凝的作用为特定目的的研究。

1984~2002 年有 4 项单中心队列研究涉及抗凝治疗的问题，其中有 3 项显示 IPAH 患者接受华法林治疗可改善生存。这些研究中只有一项是前瞻性研究，所有研究样本量都很小，且没有使用现代 PH 靶向药物。

2005 年出现了第一项涉及 PH 靶向药物的回顾性队列研究。结果显示，使用华法林可改善无移植存活率。但这一研究很大程度上受限于仅为 66 例 IPAH 患者的样本量。

以下两项新近的注册研究在 PAH 抗凝治疗效果方面得出了不同的结果。

2014 年 COMPERA 前瞻性注册研究连续纳入了 1283 例新诊断 PAH 患者，评估了抗凝治疗对患者生存率的影响。在 IPAH 亚组中，抗凝治疗可改善患者的 3 年生存率，这一改善具有显著统计学差异。但在其他 PH（结缔组织病、先天性心脏病和 PoPH）患者中，未发现抗凝治疗具有生存获益。

2015 年 REVEAL 注册研究分析比较了华法林治疗患者和未接受过华法林治疗患者的生存差异，涉及 IPAH 和系统性硬化症相关的 PH。结果显示，IPAH 患者接受华法林治疗并无生存获益。系统性硬化症相关 PAH 患者接受华法林治疗后死亡率反而增加。不同之处在于，COMPERA 研究包括研究开始时已经接受华法林治疗的患者，而 REVEAL 研究分析中患者为新启动华法林治疗。

二、PH 抗凝治疗需限定的特定人群

欧洲一项 PH 注册研究（COMPERA）显示，对 IPAH 患者进行抗凝可改善预后，但该结论尚不能外推至其他类型的 PH 患者。Goudie 等的研究纳入了 2619 例左心室功能不全的患者，其中 1606 例合并 PH，结果发现华法林使左心室功能不全合并 PH 患者的死亡率降低了 28%，而对左心室功能不全不合并 PH 的患者无明显益处。

1. 艾森门格综合征患者　对于艾森门格综合征患者是否需要抗凝，学术界仍存在争议。如患者已经合并肺动脉栓塞、有心力衰竭征象、无咯血或者仅有轻度咯血，可考虑口服抗凝药物治疗。

2. PoPH 患者　由于 PoPH 患者常合并肝脏疾病，凝血功能差，不宜抗凝治疗。HIV 相关性 PAH 出血风险较高，也不宜抗凝治疗。

3. CTEPH 患者　所有 CTEPH 患者均需终生抗凝治疗。

总之，PH 的抗凝治疗可能不利于结缔组织病相关 PH，而对 IPAH 患者的作用尚不明确。但是新型抗凝药物能否明确改善 PH 患者的生存率仍需要进一步探讨。

第三节　利尿和强心对症支持治疗

一、利尿剂治疗

失代偿性右心衰竭可导致液体潴留、中心静脉压升高、肝淤血、腹水及外周

水肿。大量临床经验表明，利尿剂可以显著改善上述液体潴留症状、有效减轻水肿和右心衰竭症状。同时减轻肝脏及消化道水肿，提升食欲。因肠道水肿可导致PAH 患者消化和吸收不良而必须对其进行控制。尽管没有针对 PAH 患者应用利尿剂的随机对照临床研究，但经验告诉我们利尿治疗可改善患者症状、提高其生活质量。可由 PAH 专科医师根据患者一般情况、生命体征、电解质水平等综合评估，决定选用何种利尿剂及利尿剂的剂量，并判断是否给予患者醛固酮拮抗剂。静脉袢利尿剂可以快速地减轻腹水和肠道水肿的 PAH 患者的前负荷，在使用过程中，需密切监测患者血生化指标和肾功能，避免出现低钾血症和因容量不足造成肾前性肾衰竭。

二、地高辛和其他心血管药物治疗

地高辛通过其强心治疗可纠正患者的低氧血症，并能够短期迅速地提高 PAH患者的右心室收缩力和心排血量，从而有效缓解 PH 患者的临床症状，降低再入院率，但其长期疗效尚未证实。利尿和强心及对症支持治疗也是 PAH 治疗的基础。如 PAH 患者合并有房性快速性心律失常，可予以使用地高辛控制心室率。

目前，没有确切可靠的数据和研究表明血管紧张素转换酶抑制剂、血管紧张素 2 受体拮抗剂或 β 受体拮抗剂及伊伐布雷定对于 IPAH 是否有效。

三、适当的运动和康复督导

2009 年 PH 指南推荐 PAH 患者在症状允许的范围内适当多运动。该指南不建议患者行导致症状恶化的过度运动，但推荐患者在运动能力下降时可考虑督导康复。此推荐来源于一项随机对照研究的结果，此研究表明，参与运动培训计划的 PH 患者较非培训对照组 PH 患者运动功能和生活质量均显著改善。在此以后，又有数项采用不同运动培训模式的非对照研究印证了此观点。近来又有学者发表了两项随机对照研究，结果参与培训计划的 PAH 患者运动功能、乏力程度、6 分钟步行距离、心肺功能及生活质量均显著优于非培训组。应进一步完善 PAH 患者运动培训项目的内容。在进行督导运动康复之前，必须确保患者已经得到最优化的药物治疗且病情稳定。

四、妊娠、生育管理及绝经后激素治疗

妊娠与 PAH 患者的高死亡率相关。然而，最近的一项研究却表明，PAH 患

者妊娠预后较前改善，至少在病情得到 CCB 良好控制的患者中如此。一项由 5 个中心参与的美国研究在 1999～2009 年观察了 18 例 PAH 患者的妊娠，其中 3 例死亡（17%）。尽管如此，仍然需要更大样本的研究来确认上述数据的可靠性，在此之前仍推荐 PAH 患者应避免妊娠。关于以何种方式来进行生育管理，目前学术界仍存在争议。屏障避孕对于患者来说十分安全，但有可能出现意想不到的后果。单纯孕激素制剂如乙酸甲羟孕酮能有效避孕，且能够避免雌激素带来的潜在问题。需要特别注意的一点是内皮素受体拮抗剂波生坦可使口服避孕药的效果减弱。左炔诺孕酮宫内节育系统也非常有效，但偶尔可在植入时出现血管迷走反应，而这正是重度 PH 患者难以耐受的。也可考虑联用两种避孕方法。患者一旦怀孕，医务人员需告知妊娠是高危的，应当考虑终止妊娠。如患者依然选择继续妊娠，则应对其开展疾病靶向治疗并在妊娠末期周密安排分娩计划，PAH 团队需和产科医师保持密切的沟通。目前尚不明确对于绝经后妇女激素治疗是否有效。如患者有严重且无法耐受的绝经期症状，并正在口服抗凝药物，可考虑采取激素疗法。

五、预防感染及心理支持

PAH 患者易于出现肺炎，在所有死因中占 7%。虽然没有对照研究，但 ESC 指南仍然推荐 PAH 患者使用流感和肺炎球菌疫苗。患者罹患 PH 后，其本人和家属的心理状态、社会状态（包括经济状况）、情绪和精神状态都会受到严重的负面影响。因此，PH 管理团队应当充分意识到这一点，应当有足够的技巧和专业知识来解决上述领域存在的问题，并和上述领域的同事（如精神病专家、临床心理学家、福利和社会工作者）共同对其进行心理支持。病友会等也可在解决这些问题方面发挥重要的作用，应当推荐患者加入这些组织。PH 是一种对生命构成严重威胁的疾病。除了心理支持和社会支持外，必要时还应当有将患者转诊至临终关怀和姑息治疗服务中心的前瞻性治疗规划。

六、遗传咨询

对于部分特定的 PAH 患者，需预约遗传学咨询。鉴于无论是阳性还是阴性结果均会对患者的心理产生影响，故遗传学测试和咨询需遵循当地的法规，并由一个包括多学科的专家团队共同对患者提供咨询（此团队包括 PH 专科医师、遗传学咨询者、遗传学家、心理学家和护理人员）。有基因突变的患者及可能受累的家庭成员可能出于计划生育的原因寻求遗传咨询。对于有 *BMPR2* 突变的夫妻，现有的生育建议主要是：建议夫妻避孕、行非遗传性的产前检查（明确有无生育机会）、接受产前或者胚胎植入前遗传学诊断及接受生殖配子的捐献或者领养孩子。

七、外出注意事项

关于 PAH 患者长途飞行期间是否需增加吸氧量这个问题，目前学术界尚无相关研究。鉴于低氧可对身体产生一定的生理效应，因此我们仍建议对于 WHO 功能分级Ⅲ级和Ⅳ级的患者及 PaO_2 持续低于 60mmHg（8kPa）的患者可考虑在飞行时吸氧，只需 2L/min 的低流量吸氧就可以将患者的吸入氧分压提升到和海平面相同的水平。同理，如不进行氧疗，上述患者不应当去海拔 1500～2000 米以上的地区。应当建议患者在出门旅行时随身携带关于其 PAH 病情的书面资料，同时应当告知其旅行地点附近的当地 PH 中心的位置，以便随时就诊。

参 考 文 献

Galie N, Humbert M, Vachiery J L, et al. 2016. 2015 ESC/ERS Guidelines for the diagnosis and treatment of pulmonary hypertension：The Joint Task Force for the Diagnosis and Treatment of Pulmonary Hypertension of the European Society of Cardiology (ESC) and the European Respiratory Society (ERS)：Endorsed by：Association for European Paediatric and Congenital Cardiology (AEPC), International Society for Heart and Lung Transplantation (ISHLT). Eur Heart J, 37 (1)：67-119.

Lee S D, Shroyer K R, Markham N E, et al. 1998. Monoclonal endothelial cell proliferation is present in primary but not secondary pulmonary hypertension. J Clin Invest, 101：927-934.

第四章　肺动脉高压的靶向药物联合治疗

在过去的十年间，PAH 的治疗取得了很大的进展，治疗手段多样化，且治疗措施越来越多地来源于循证医学证据。PAH 的治疗不能简单地被理解为给患者开药，而应当是一个先仔细评估患者的病情，继而开展针对性治疗的系统工程。现有的 PAH 治疗策略可分为 3 个级别。

（1）起始治疗措施：应当包括一般治疗（适当的运动和指导下的康复训练、妊娠和生育管理、绝经后的激素治疗、择期外科手术、预防感染、心理支持治疗、治疗依从性管理、遗传咨询和旅行咨询等）、支持治疗（口服抗凝药物、利尿剂、吸氧及适当使用地高辛）、将患者转运到专科中心行急性血管反应试验判断其是否具有长期 CCB 治疗适应证等。

（2）第二级治疗：包括对血管反应试验阳性的 PAH 患者行大剂量 CCB 治疗，对试验阴性的患者个体化评估其危险级别、合并疾病等，按照询证医学推荐使用相关药物。

（3）第三级治疗：指评估患者起始治疗的效果，如疗效不佳，需考虑联合药物治疗，必要时需肺移植治疗。

在本章中，我们主要探讨 PAH 的靶向药物联合治疗。

对于 PAH 治疗来说，靶向药物联合治疗是一个极具吸引力的课题，在 PAH 发病机制中 3 条通路均可由特异性的药物予以阻断：前列环素通路（前列腺素类药物）、内皮素通路（内皮素受体拮抗剂）及 NO 通路（5 型磷酸二酯酶抑制剂和鸟苷酸环化酶激动剂）。联合治疗的定义就是同时联用两种或者更不同类型多的药物对患者予以治疗，这种治疗策略已经在系统性高血压和心力衰竭的治疗中获得成功。理论上来说，联合治疗可通过调控多种发病通路、发挥药物之间的协同作用及减少单药用量等取得比单药治疗更好的疗效，但使用多种药物也需要考虑潜在不良反应增多、药物之间不利相互作用问题。

一般的联合治疗可考虑以序贯治疗的方式进行，首先是单药治疗，继而加用第二种药物，如疗效不佳或临床症状恶化，再加用第三种药物，也可在治疗开始时就予以联合治疗。无论是在临床实践还是随机对照研究中，序贯治疗均是最常用的策略。近年来，有许多联合治疗的研究发表，推动了 PAH 治疗的发展，本章试对这些研究做一总结。

一、序贯联合治疗

1. 西地那非序贯联合马西替坦 2013 年在《新英格兰医学杂志》上发表的研究评估了马西替坦治疗 PAH 的疗效。该研究为大样本随机事件驱动型多中心对照研究，共纳入 742 例 PAH 患者（均有西地那非治疗背景），随机分为安慰剂组（$n = 250$）、马西替坦 3mg 组和马西替坦 10mg 组，平均服药 100 周。一级终点为开始治疗到首次出现复合终点事件（包括死亡，行房间隔造口术、肺移植术，开始静脉或者皮下使用前列腺素类药物及 PAH 病情恶化）的时间。研究结果表明，马西替坦可显著降低 PAH 患者复合终点事件的发病率和死亡率，并改善患者运动耐量。在本研究中，未发现马西替坦有肝脏毒性作用。在 10mg qd 马西替坦治疗组中，有 4.3% 的患者出现了血红蛋白下降≤8g/dl。

2. 波生坦序贯联合利奥西呱 2013 年《新英格兰医学杂志》发表了一项大样本、多中心、随机、双盲、对照研究，旨在评价利奥西呱治疗 PAH 的疗效。该研究共纳入 443 例症状性 PAH 患者（均有波生坦治疗背景），随机分为安慰剂对照组、利奥西呱滴定至 1.5mg tid 组及利奥西呱滴定至 2.5mg tid 组，共治疗 12 周。研究结果表明，利奥西呱可显著改善患者运动耐量、增加 6 分钟步行距离、降低肺血管压力、降低 NT-proBNP 水平、改善 WHO 功能分级、延迟症状恶化的时间及改善呼吸困难的症状。出现在安慰剂组和 2.5mg 利奥西呱治疗组的最常见严重不良事件为晕厥（安慰剂组 4%，利奥西呱 2.5mg 组 1%）。

3. 内皮素受体拮抗剂和（或）5 型磷酸二酯酶抑制剂序贯联合赛来西帕 2012 年 Simonneau 等报道了一项在 PAH 患者中进行的前瞻性随机对照 Ⅱ期临床研究，旨在评价赛来西帕的有效性和安全性。研究共入组 43 例成人 PAH 患者［均有稳定的内皮素受体拮抗剂和（或）5 型磷酸二酯酶抑制剂治疗背景］，按 3∶1 随机分为赛来西帕组和安慰剂组，共治疗 17 周。结果表明，赛来西帕在治疗 17 周后可降低肺血管压力，且耐受性和安全性良好。

GRIPHON（selexipag for the treatment of pulmonary arterial hypertension，赛来西帕治疗肺动脉高压）研究是一项国际多中心、双盲、安慰剂对照、平行事件驱动研究。研究共纳入来自美国、欧洲、亚太地区及非洲 39 个国家 181 个研究中心的 1156 例 PAH 患者［WHO 分级 Ⅰ（0.8%）、Ⅱ（46%）、Ⅲ（53%）和 Ⅳ（1%）］，其中部分患者有内皮素受体拮抗剂和（或）5 型磷酸二酯酶抑制剂治疗背景。随机分为赛来西帕组（$n = 574$）和安慰剂组（$n = 582$），共随访 26 周。研究结果表明，赛来西帕治疗可显著降低复合发病率和死亡率终点（包括全因死亡、因 PAH 加重而入院、PAH 显著恶化需要行肺移植或者房间隔造口术、因

PAH 恶化开始非口服前列环素类药物治疗及病情进展），不论是赛来西帕单药治疗患者还是在内皮素受体拮抗剂和（或）5 型磷酸二酯酶抑制剂背景下联合使用赛来西帕的患者均是如此。

4. 依前列醇序贯联合西地那非　2008 年发表的一项大样本随机双盲安慰剂对照平行研究探讨了在依前列醇基础上加用西地那非治疗 PAH 的疗效，共纳入来自 11 个国家 41 个中心的 267 例 PAH 患者，患者均有静脉使用依前列醇治疗背景，随机分为安慰剂组，西地那非 20mg tid 组、40mg tid 组和 80mg tid 组。研究结果表明，西地那非可延长从治疗开始到临床症状恶化的时间，且治疗 12 周后患者 6 分钟步行距离显著增加。在此研究中，共有 7 例对照组患者死亡。

5. 西地那非和波生坦序贯联合吸入曲前列环素　2010 年 McLaughlin 等发表了一项旨在探讨在波生坦或西地那非基础上加用吸入曲前列环素治疗 PAH 的研究。该研究为随机对照研究，共纳入 235 例 NYHA 心功能分级Ⅲ级或Ⅳ级的症状性 PAH 患者（均接受波生坦或西地那非治疗），随机分为吸入曲前列素组和安慰剂组，共治疗 12 周。在治疗过程中，共有 23 例患者退出研究（曲前列素组 13 例，安慰剂组 10 例）。研究结果表明，吸入曲前列素组患者 6 分钟步行距离增加，NT-proBNP 水平下降，生活质量提高，但两组之间二级终点（如治疗到症状恶化的时间、呼吸困难评分、NYHA 分级及 PAH 症状和体征改善）无显著差异。

6. 波生坦序贯联合吸入伊洛前列素　McLaughlin 等亦在 2006 年发表了另外一项联合治疗研究，旨在探讨在波生坦基础上加用吸入伊洛前列素的疗效。该研究为多中心双盲随机对照研究，共纳入 67 例 PAH 患者，随机分为吸入伊洛前列素组和安慰剂组，共治疗 12 周。研究结果表明，相对于安慰剂组，伊洛前列素组患者心功能显著改善，且从治疗到症状恶化的时间延长，然而，虽然伊洛前列素组患者 6 分钟步行距离提升大于安慰剂组，但两组间无统计学差异（$P = 0.051$），研究者分析其可能和样本量较小有关。

7. 波生坦序贯联合他达拉非　2009 年 Galiè 等发表了一项旨在探讨他达拉非治疗 PAH 疗效的大样本多中心随机对照研究，共纳入 405 例 PAH 患者（其中 53% 已经接受波生坦治疗）的随机对照研究观察了他达拉非治疗 PAH 的效果。该研究将接受他达拉非治疗的患者分为 4 组，分别口服他达拉非 2.5mg qd、10mg qd、20mg qd 及 40mg qd。结果表明，大剂量他达拉非治疗组患者运动耐量、症状及血流动力学改善程度均优于小剂量他达拉非组，且大剂量治疗组从治疗至出现临床恶化的时间较长。但他达拉非治疗不能改善患者 WHO 功能分级。研究表明，他达拉非不良反应和西地那非类似。

8. 西地那非序贯联合波生坦 2015 年 McLaughlin 等发表了一项前瞻性、双盲、多中心、随机对照研究，旨在探讨在西地那非治疗基础上加用波生坦的疗效。该研究纳入 334 例 PAH 患者（均已经口服西地那非 3 个月或以上），随机分为波生坦组和安慰剂组，治疗 16 周。结果表明，联合用药组患者 6 分钟步行距离改善更加明显，NT-proBNP 水平显著下降，但两组患者之间一级终点（治疗到症状恶化的时间、全因死亡、因 PAH 住院、病情加重被迫静脉使用前列环素药物）发生率无显著差异。

9. 西地那非和其他 5 型磷酸二酯酶抑制剂序贯联合利奥西呱 Galiè 等在 2015 年发表了一项旨在探讨在西地那非和其他 5 型磷酸二酯酶抑制剂基础上加用利奥西呱治疗 PAH 疗效的双盲随机研究。入选的 18 例 PAH 患者均有西地那非治疗背景，随机分为安慰剂组和利奥西呱组，共治疗 12 周。研究结果表明，两者合用既不能改善运动耐量，亦不能改善血流动力学水平，相反，低血压的发生率增加。鉴于此，最新的 2015 年 ESC 肺动脉高压诊断和处理指南将 5 型磷酸二酯酶和利奥西呱合用列为绝对禁忌。

二、初始联合治疗

1. 初始联合他达拉非和安立生坦治疗 2015 年《新英格兰医学杂志》发表了一项旨在探讨起始他达拉非联合安立生坦治疗 PAH 疗效的研究。该研究是一项事件驱动双盲研究，共纳入 500 例患者，其中 253 例为联合治疗组，126 例为安立生坦单药治疗组，121 例为他达拉非治疗组，共治疗 24 周。研究结果表明，相对于两个单药治疗组，联合治疗组患者 NT-proBNP 水平显著降低，更多的患者对疗效满意，6 分钟步行距离提升更加明显。

2. 初始联用静脉依前列醇、西地那非和波生坦 2014 年 Sitbon 等发表了一项旨在探讨在静脉依前列醇基础上加用西地那非和波生坦治疗 PAH 的探索性研究。该研究的数据来源于一项前瞻性研究数据库，共收集了 19 例初诊为 PAH 且 NYHA 心功能Ⅲ级或Ⅳ级的患者。对数据的分析表明，19 例患者中的 18 例在三联治疗 4 个月后 6 分钟步行距离显著增加，17 例患者 NYHA 分级提升Ⅰ级或Ⅱ级。除去 1 例行急性肺移植的患者，所有 18 例患者在治疗 4 个月后获得了持续的临床状态及血流动力学改善。三联治疗患者的 1 年、2 年和 3 年生存率均为100%。该研究初步表明此三联治疗有效。

3. 初始联用静脉依前列醇和波生坦 2012 年 Kemp 等发表了一项旨在探讨起始联用依前列醇和波生坦治疗 PAH 的研究，该研究分析了 16 例 WHO 功能分级Ⅲ级和 7 例 WHO 功能分级Ⅳ级的患者数据，治疗 4 个月后，患者 6 分钟步行距离显著提升，PVR 显著下降，且治疗效果能长期保持，在 1 年、2 年、3 年及 4 年总体预估生存率分别为 100%、94%、94% 及 74%，非移植生存率分别为 96%、85%、77% 及 60%。与依前列醇单药匹配对照组相比，总体生存率有提升的趋势（$P = 0.07$）。

2015 年 ESC 肺动脉高压诊断和治疗指南根据近年来的研究成果，提出了联合治疗推荐，总的联合治疗原则是：对 WHO 功能分级 Ⅱ～Ⅲ级患者，建议起始单药治疗或联合口服药物治疗，对功能分级 Ⅳ级患者应初始联合治疗，且治疗方案中应当包括静脉使用前列环素类似物。若治疗效果不佳，可考虑序贯双联或三联治疗。PAH 具体的治疗流程见图 4-1，联合用药的具体推荐见表 4-1 和表 4-2。

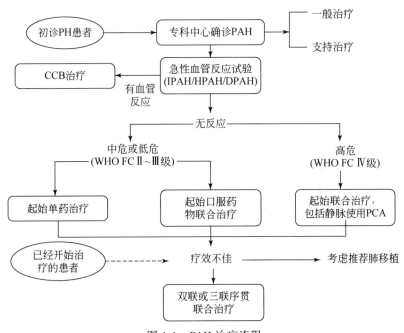

图 4-1 PAH 治疗流程

CCB. 钙离子通道阻滞剂；DPAH. 药源性 PAH；HPAH. 遗传性 PAH；IPAH. 特发性 PAH；PAH. 动脉性肺动脉高压；PCA. 前列环素类似物；WHO-FC. 世界卫生组织功能分级。本图仅适用于第 1 类 PH 患者

4. 药物之间的相互作用 需要注意的是，PAH 靶向治疗药物之间可能会产生相互作用，在临床工作中需予以关注。

表 4-1　对不同程度世界卫生组织功能分级的 PAH 患者（第 1 类患者）初始联合用药治疗推荐

治疗措施	分级[a]—证据水平[b]					
	WHO 功能分级 Ⅱ级		WHO 功能分级 Ⅲ级		WHO 功能分级 Ⅳ级	
安立生坦+他达拉非	Ⅰ	B	Ⅰ	B	Ⅱb	C
其他 ERA+PDE-5i	Ⅱa	C	Ⅱa	C	Ⅱb	C
波生坦+西地那非+静脉注射依前列醇	—	—	Ⅱa	C	Ⅱa	C
波生坦+静脉注射依前列醇	—	—	Ⅱa	C	Ⅱa	C
其他 ERA 或 PDE-5i+皮下注射曲前列环素			Ⅱb	C	Ⅱb	C
其他 ERA 或 PDE-5i+其他前列环素类似物静脉注射			Ⅱb	C	Ⅱb	C

注：ERA. 内皮素受体拮抗剂；PDE-5i. 5 型磷酸二酯酶抑制剂；a. 推荐级别；b. 证据水平。

表 4-2　不同程度世界卫生组织功能分级的 PAH 患者（第 1 类患者）序贯联合用药治疗推荐

治疗措施	分级[a]—证据水平[b]					
	WHO 功能分级 Ⅱ级		WHO 功能分级 Ⅲ级		WHO 功能分级 Ⅳ级	
西地那非基础上加用马西替坦	Ⅰ	B	Ⅰ	B	Ⅱa	C
波生坦基础上加用利奥西呱	Ⅰ	B	Ⅰ	B	Ⅱa	C
ERA 和（或）PDE-5i 基础上加用赛来西帕	Ⅰ	B	Ⅰ	B	Ⅱa	C
依前列醇基础上加用西地那非	—	—	Ⅰ	B	Ⅱa	B
西地那非或波生坦基础上加入吸入曲前列环素	Ⅱa	B	Ⅱa	B	Ⅱa	C
波生坦基础上加用吸入伊洛前列素	Ⅱb	B	Ⅱb	B	Ⅱb	C
波生坦基础上加用他达拉非	Ⅱa	C	Ⅱa	C	Ⅱa	C
西地那非基础上加用安立生坦	Ⅱb	C	Ⅱb	C	Ⅱb	C
依前列醇基础上加用波生坦	—	—	Ⅱb	C	Ⅱb	C
西地那非基础上加用波生坦	Ⅱb	C	Ⅱb	C	Ⅱb	C
波生坦基础上加用西地那非	Ⅱb	C	Ⅱb	C	Ⅱb	C
其他双联序贯治疗	Ⅱb	C	Ⅱb	C	Ⅱb	C
其他三联序贯治疗	Ⅱb	C	Ⅱb	C	Ⅱb	C
西地那非或其他 PDE-5i 基础上加用利奥西呱	Ⅲ	B	Ⅲ	B	Ⅲ	B

注：ERA. 内皮素受体拮抗剂；PDE-5i. 5 型磷酸二酯酶抑制剂；a. 推荐级别；b. 证据水平。赛来西帕尚未得到欧洲药品管理局的批准。

　　波生坦是一种细胞色素 P450 同工酶 CYP3A4 和 CYP2C9 的诱导剂。当和波生坦一起服用时，由上述酶进行代谢的药物的血药浓度下降。波生坦本身也是经由上述酶进行代谢，所以，如果这些酶受到抑制，可增加波生坦的血药浓度。如强效 CYP3A4 抑制剂（酮康唑、利托那韦）及 CYP2C9 抑制剂（如胺碘酮、氟康唑）和波生坦合用，可导致波生坦血药浓度升高，故合用为禁忌。理论上讲，波生坦和伊曲康唑、他莫克斯、西罗莫司、卡马西平、苯妥英钠、氨苯砜及贯叶连翘合用，也会发生相互作用。

　　西地那非主要是经细胞色素 P450 同工酶 CYP3A4（主要途径）和 CYP2C9（次要途径）代谢。如果西地那非和 CYP3A4 底物和抑制剂合用，以及西地那非与 CYP3A4 底物、β 受体拮抗剂三者合用，会导致西地那非生物利用度增加，清除减少。CYP3A4 的诱导剂如卡马西平、苯巴比妥、利福平及贯叶连翘可能会导致西地那非的血药浓度降低。新鲜西柚汁是一种 CYP3A4 的弱抑制剂，故服用新鲜西柚汁会导致西地那非水平轻度增加。

　　总之，当 PAH 靶向治疗药物和抗高血压药物如 β 受体拮抗剂、血管紧张素转换酶抑制剂等合用时，需密切关注，避免出现血压过度降低。

参 考 文 献

Galie N, Barbera J A, Frost A E, et al. 2015. Initial use of ambrisentan plus tadalafil in pulmonary arterial hypertension. N Engl J Med, 373（9）：834-844.

Galie N, Brundage B H, Ghofrani H A, et al. 2009. Tadalafil therapy for pulmonary arterial hypertension. Circulation, 119（22）：2894-2903.

Galie N, Humbert M, Vachiery J L, et al. 2016. 2015 ESC/ERS Guidelines for the diagnosis and treatment of pulmonary hypertension：The Joint Task Force for the Diagnosis and Treatment of Pulmonary Hypertension of the European Society of Cardiology（ESC）and the European Respiratory Society（ERS）：Endorsed by：Association for European Paediatric and Congenital Cardiology（AEPC）, International Society for Heart and Lung Transplantation（ISHLT）. Eur Heart J, 37（1）：67-119.

Galie N, Muller K, Scalise A V, et al. 2015. PATENT PLUS：a blinded, randomised and extension study of riociguat plus sildenafil in pulmonary arterial hypertension. Eur Respir J, 45（5）：1314-1322.

Ghofrani H A, Galie N, Grimminger F, et al. 2013. Riociguat for the treatment of pulmonary arterial hypertension. N Engl J Med, 369（4）：330-340.

McLaughlin V V, Benza R L, Rubin L J, et al. 2010. Addition of inhaled treprostinil to oral therapy for pulmonary arterial hypertension：a randomized controlled clinical trial. J Am Coll Cardid, 55（18）：1915-1922.

McLaughlin V V, Oudiz R J, Frost A, et al. 2006. Randomized study of adding inhaled iloprost to existing bosentan in pulmonary arterial hypertension. Am J Respir Crit Care Med, 174 (11): 1257-1263.

McLaughlin V, Channick R N, Ghofrani H A, et al. 2015. Bosentan added to sildenafil therapy in patients with pulmonary arterial hypertension. Eur Respir J, 46 (2): 405-413.

Pulido T, Adzerikho I, Channick R N, et al. 2013. Macitentan and morbidity and mortality in pulmonary arterial hypertension. N Engl J Med, 369 (9): 809-818.

Simonneau G, Rubin L J, Galie N, et al. 2008. Addition of sildenafil to long- term intravenous epoprostenol therapy in patients with pulmonary arterial hypertension: a randomized trial. Ann Int Med, 149 (8): 521-530.

Simonneau G, Torbicki A, Hoeper M M, et al. 2012. Selexipag: an oral, selective prostacyclin receptor agonist for the treatment of pulmonary arterial hypertension. Eur Respir J, 40 (4): 874-880.

Sitbon O, Channick R, Chin K M, et al. 2015. Selexipag for the treatment of pulmonary arterial hypertension. N Engl J Med, 373 (26): 2522-2533.

Sitbon O, Jais X, Savale L, et al. 2014. Upfront triple combination therapy in pulmonary arterial hypertension: a pilot study. Eur Respir J, 43 (6): 1691-1697.

第五章 临床常用的抗肺动脉高压药物

一、前列环素类药物

1. 依前列醇 依前列醇（Flolan）是天然存在的 PGI2 的钠盐合成制剂，是最早上市的用于治疗 PH 的前列环素类药物，需要采用输液泵持续静脉给药。使用依前列醇治疗 2 个月的 IPAH 患者，肺循环血流动力学和运动耐量改善，且这种改善作用持续至少 1 年。依前列醇是在对照研究中证实能够降低死亡率的唯一一种治疗 PH 的药物。基于以上证据，依前列醇被批准用于 NYHA 心功能分级Ⅲ～Ⅳ级的 PH 患者，并在临床中常常作为一线抢救药物治疗 PH 严重失代偿的患者，但是目前在我国尚没有上市。依前列醇的不足之处是在治疗患者过程中需要严密监测其不良反应及导管感染的风险；突然中断给药可能会导致 PH 的强烈反跳。

【药品名称】 国际通用名（INN）：依前列醇。中文商用名：佛罗兰。英文通用名：epoprostenol sodium for injection。英文商品名：Flolan。

【药理作用】 ①直接扩张肺动脉和体循环动脉血管床。对于原发性和继发性 PH 患者，依前列醇连续静脉滴注 15 分钟，可呈剂量依赖性增加心排血指数（CI）和每搏量（SV），并呈剂量依赖性降低 PVR、总肺阻力（TPR）及平均体循环动脉压力（SAPm）。依前列醇对 PAPm 的作用不确定。②抑制血小板聚集。可通过增加血小板中的 cAMP 直接防止血小板接触非血管表面时发生活性和聚集。体外循环时，可阻止血栓的形成，并有较强的扩张血管作用，而使血压下降。用于心肺分流术及时保护血小板功能；肾透析时代替肝素。低剂量时，出现迷走神经介导的缓慢性心律失常；大剂量时，因扩血管相关的低血压而出现反射性心动过速。对心排血量无显著影响。

【循证医学证据】 1996 年发表的一项前瞻性、随机、开放、对照试验，入选 81 例 NYHA 心功能Ⅲ～Ⅳ级的 PAH 患者，随机分为常规治疗组 40 例（吸氧、口服华法林、利尿剂和血管扩张剂）和依前列醇治疗组 41 例（在常规治疗基础上加用依前列醇静脉输注）。12 周后，依前列醇组 6 分钟步行距离增加 47 米，而常规组减少 64 米；依前列醇组 PAPm 降低 8%，常规组增加 3%；两组 PVR 分别降低

21% 和增加 9%。

　　1998 年发表的另一项研究对依前列醇长期疗效做出评价。27 例 NYHA 心功能分级 Ⅲ ~ Ⅳ 级的 PAH 患者给予依前列醇治疗，平均随访 16.7 个月。结果显示，26 例患者血流动力学参数和症状有明显改善，PAPm 下降 20%，肺循环阻力下降 53%。Shapiro 等报道应用依前列醇后 1、2、3 年的生存率分别为 80%、76%、49%，显著高于常规治疗组。

　　2000 年一项多中心随机研究表明，系统性硬化相关性 PAH 患者在接受长期依前列醇治疗后运动耐量有显著提高。12 周后 6 分钟步行距离依前列醇组增加 46 米，而常规组减少 78 米。

　　【药物代谢动力学】　依前列醇在血液中性 pH 下迅速水解和酶解。动物实验表明，该药在体内清除快、半衰期短（2.7 分钟）。依前列醇在人体内药物代谢动力学情况尚不清楚。体外 37℃、pH 7.4 的人类血液中，依前列醇的半衰期约为 6 分钟。据此推测，依前列醇在人体内的半衰期不超过 6 分钟。

　　【适应证】　①长期静脉应用适于治疗原发性 PH 及硬皮病相关 PH，且 NYHA 分级 Ⅲ/Ⅳ 级对传统药物反应不佳的患者。②有抗血小板和舒张血管作用，可防止血栓形成。用于治疗某些心血管疾病时作为抗血小板药，以防止高凝状态，也用于严重外周血管性疾病、缺血性心脏病、原发性 PH、血小板消耗性疾病等。

　　【用法与用量】　依前列醇需要持续静脉输入。常温下性质不稳定，输入前需要低温保存，使用时应避光。一般从小剂量［2ng/（kg·min）］开始，随后根据药物的不良反应和患者的耐受性，以 1 ~ 2ng/（kg·min）的速度逐渐上调剂量，剂量调整间隔不少于 15 分钟，在临床试验中一般为 24 ~ 48 小时或更长。多数患者稳态剂量为 20 ~ 40ng/（kg·min）。

　　①成人心肺分流术前每分钟连续静脉滴注 10ng/kg，在分流术中每分钟静脉滴注 20ng/kg，术毕即停注。②炭血灌注：先每分钟静脉滴注 2 ~ 16ng/kg，灌注时每分钟静脉注射 16ng/kg 于碳柱的近侧管内。③肾透析：透析前每分钟静脉滴注 5ng/kg，透析时滴注于透析器的动脉入口。对于老年人用药剂量尚未验证是否需要修正。

　　【不良反应】　①大剂量时可见血压下降、心动过缓、面部潮红、下颌痛、头痛，以及胃痉挛痛、恶心、呕吐、腹部不适、腿痛等，一般较轻且与剂量有关；②对自发性或药物性出血者，应考虑引起出血并发症的可能。

　　【禁忌证】　①严重左心室收缩功能不全导致的充血性心力衰竭，此类患者在抗肺动脉高压的传统药物基础上加用依前列醇将增加死亡率；②初始剂量时发生肺水肿的患者；③对药物成分过敏者；④有出血倾向者禁用。

【注意事项】　①在心肺分流术或血流灌注时不可代替肝素，仅在肾透析时代替肝素。若透析回路发生凝块，应停止透析。②超剂量使用可发生降压，应减量或停药。③不能与其他药物混合使用。④不宜突然停药。突然停药可导致部分患者肺动脉压力反弹，使症状恶化甚至死亡。⑤不能与其他静脉用药物混合使用。

【孕妇及哺乳期妇女用药】　孕妇用药等级为 B。尚不清楚其是否通过乳汁排泄。

【儿童用药】　尚不清楚。

【老年患者用药】　尚不清楚。

【药物相互作用】　依前列醇与抗凝剂、血管扩张药及影响心血管反射的药物并用时有协同作用，需慎重。

【药物过量】　血压下降、心动过缓、面部潮红、头痛，以及胃痉挛痛、恶心、呕吐、腹部不适等。

【制剂与规格】　0.5mg（500 000ng）；1.5mg（1500 000ng）

【储藏】　15～25℃下密闭、避光保存。若不能立即使用，则置于 2～8℃下避光保存。切勿冻结，冻结后不能使用。

2. 伊洛前列素　伊洛前列素（epoprostenol）是一种稳定的前列环素类似物，有吸入剂和静脉制剂两种剂型。吸入伊洛前列素对肺循环的扩张作用持续 1～2 小时。吸入型伊洛前列素（iloprost）与内源性前列环素结构类似，化学性质稳定，半衰期较短。

【药品名称】　国际通用名（INN）：伊洛前列素。中文商用名：万他维。英文通用名：veletri。英文商品名：Ventavis。

【药理作用】　吸入用伊洛前列素溶液的活性成分伊洛前列素是一种人工合成的前列环素类似物。具有以下药理学作用：①抑制血小板聚集、黏附及其释放反应；②扩张小动脉与小静脉。直接扩张肺动脉血管床，可持续降低肺动脉压力与 PVR，增加心排血量，使混合静脉血氧饱和度得到明显改善。对体循环血管阻力及动脉压力影响很小。③增加毛细血管密度及降低微循环中存在的炎症介质如 5-羟色胺或组胺所导致的血管通透性增加；④促进内源性纤溶活性；⑤抗炎作用，如抑制内皮损伤后白细胞的黏附及损伤组织中白细胞的聚集，并减少肿瘤坏死因子的释放。

药理毒理：临床前的资料显示，在常规安全药理学研究、重复给药的毒性研究、遗传毒性研究及致癌作用研究中，没有发现其对人体有特别的危害，仅在远远超过最大人类暴露量的情况下才能观察到临床前作用，这提示几乎不存在临床实际意义。

全身毒性：急性毒性研究发现，口服或单次静脉给予超过静脉治疗量两个数量级（100倍）的剂量，伊洛前列素可引起严重的中毒症状或死亡。考虑到伊洛前列素强大的药理作用及为达到治疗目的所需的绝对剂量，在急性毒性研究中观察到的结果并不能表明在人体中出现急性不良反应的风险。与前列环素一样，伊洛前列素有血流动力学作用（血管扩张、皮肤发红、低血压、抑制血小板功能、呼吸窘迫），以及常见的中毒症状如淡漠、步态异常及姿势改变。

在重复（连续）静脉内输注伊洛前列素的全身性毒性研究中，当剂量超过14ng/（kg·min）时可出现血压轻度下降，严重的不良反应（低血压、呼吸功能障碍）只有在极高剂量下才会出现。

根据在大鼠中观察到的峰浓度 C_{max} 值，在这些肠胃外给药研究中全身的暴露量大约是吸入给药所能达到的最大暴露量的3.5倍，正如在大鼠中进行的长达26周的吸入毒性研究中的评价，所能达到的最大剂量48.7μg/（kg·d）也属于"未观察到不良作用的浓度"。根据在大鼠中观察到的曲线下面积（AUC）值，其吸入后的全身暴露量超过相应的患者治疗最大量约13倍。

潜在的遗传毒性与致癌性：在遗传性作用的体内与体外研究中，均未发现任何伊洛前列素具有致突变性的证据。在对大鼠和小鼠致癌性研究中，未发现伊洛前列素有潜在致癌性。

生殖毒性：在大鼠胚胎及胎毒性研究中，持续静脉给予伊洛前列素，可导致一些幼鼠发生前爪单 趾骨异常，不存在剂量依赖性。这些改变并不被认为是真正的致畸作用，但最有可能与本品诱导的器官发生晚期的生长迟缓相关，这是因为本品可导致胎盘的血液流动学发生改变。可以认为，这种生长迟缓多数情况下是可逆的，并且在出生后的发育过程中可以被代偿。在兔及猴进行比较胚胎毒性研究中，本品在达到超过人类应用数倍的剂量下也并未引起指趾发育异常或其他明显的组织结构异常。

在大鼠研究中发现乳汁中含有极微量的伊洛前列素。

【循证医学证据】 PPH（inhaled iloprost to treat severe pulmonary hypertension，吸入伊洛前列素治疗重度肺动脉高压）研究是一项早期针对 PH 伴重度右心衰竭的国际多中心、非对照、开放研究。该研究共纳入6个中心的19例 PH 伴重度右心衰竭的患者，并进行了3个月的随访。研究结果显示，吸入伊洛前列素可以改善 PH 伴重度右心衰竭患者的血流动力学及心功能。

AIR（inhaled iloprost for severe pulmonary hypertension，吸入伊洛前列素治疗重度肺动脉高压）研究是一项较大的针对重度 PH 患者（NYHA Ⅲ～Ⅳ级）的随机、双盲、安慰剂对照研究。该研究将来自37个中心的203例重度 PH（包括原发性 PH 及继发性 PH）患者随机分为伊洛前列素组和安慰剂组，分别使用吸入伊洛前列素及安慰剂治疗 12 周。结果显示，吸入伊洛前列素可以改善心功能，提高运动耐量，尤其是对于原发性 PH 患者效果更佳。

AIR-Ⅱ研究（aerosolized randomized iloprost study Ⅱ）是一项为期两年的前瞻性、开放标签临床研究。该研究对 63 例原发性和继发性 PH 患者予以吸入伊洛前列腺素，并进行两年的随访。研究结果显示，吸入型伊洛前列素最常见的不良反应是咳嗽及面色潮红，药物不良反应轻，长期使用耐受性好、安全性高。

静脉伊洛前列素治疗 IPAH（continuous intravenous iloprost to revert treatment failure of first-line inhaled iloprost therapy in patients with idiopathic pulmonary arterial hypertension）研究是一项单中心、非对照、开放研究。该研究对 24 名 PH NYHA 分级Ⅳ级的患者使用静脉伊洛前列素并进行 6 个月随访。研究结果显示，患者由吸入伊洛前列素改为静脉使用伊洛前列素可以改善心功能、降低肺动脉阻力及右心房压力，但连续静脉使用伊洛前列素 6 个月肺动脉阻力增加，并有 4 例患者死亡及 4 例患者进行心肺移植。

吸入伊洛前列素联合波生坦治疗 PH 随机研究（randomized study of adding inhaled iloprost to existing bosentan in pulmonary arterial hypertension）是一项多中心、随机、双盲、安慰剂对照研究。该研究将 67 例正在使用波生坦的 PH 患者（包括原发性 PH 及继发性 PH）随机分为联合使用吸入伊洛前列素组及安慰剂组，并进行 12 周随访。研究结果显示，伊洛前列素可以使 PAPm 及肺动脉阻力降低、6 分钟步行距离增加。吸入伊洛前列素联用波生坦安全且有效。

【药物代谢动力学】　PH 患者吸入伊洛前列素，吸入末期最高药物浓度为 $100 \sim 200 \mu g/ml$，半衰期为 5 ~ 25 分钟，吸入 30 ~ 60 分钟后血浆浓度低于 $25 \mu g/ml$。进入体内后主要通过羧基氧化酶进行代谢，通过肝脏、肾脏排泄。

吸收：PH 患者吸入伊洛前列素（伊洛前列素在口含器内剂量为 $5 \mu g$），吸入末期观察到血清最高药物浓度为 $100 \sim 200 pg/ml$。这一血浆浓度下降的半衰期为 5 ~ 25 分钟。在吸入伊洛前列素 30 分钟到 1 小时之后，中央室内检测不到伊洛前列素（血浆浓度低于 $25 pg/ml$）。

分布：健康志愿者在静脉输注伊洛前列素后，稳态表观分布容积为 $0.6 \sim 0.8 L/kg$。血浆浓度为 $30 \sim 3000 pg/ml$ 时，与血浆蛋白的结合呈浓度依赖性，最高结合率大约为 60%，其中 75% 与白蛋白结合。未进行吸入药物分布方面的研究。

代谢：伊洛前列素主要通过-羧基氧化酶进行大量代谢。其主要代谢产物为 4 去甲-伊洛前列素，这一代谢产物在尿液中以自由和结合的 4 种非对映异构体形式存在。动物实验表明 4 去甲-伊洛前列素无药理活性。体外研究表明无论静脉给药还是吸入给药，伊洛前列素在肺内的代谢产物均相同。原形药物不能排泄。未进行吸入药物代谢方面的研究。

排泄：肾功能与肝功能正常的志愿者静脉输注伊洛前列素后，大多数情况下表现为双相消除的特点，平均半衰期分别为3~5分钟及15~30分钟。伊洛前列素的总清除率大约为20ml/（kg·min），这表明伊洛前列素存在肝外代谢途径。应用3H-伊洛前列素在健康志愿者进行质量-平衡研究。静脉输注后，总放射性的回收率为81%，尿液与粪便中的回收率分别为68%和12%。代谢产物通过血浆与尿液双相排除，经计算半衰期分别为2~5小时（血浆）和2~18小时（尿液）。未进行吸入药物排泄方面的研究。

肾功能异常患者体内的特性：一项静脉输注伊洛前列素的研究表明，终末期肾衰竭接受间断血液透析治疗的患者伊洛前列素的清除率［平均 CL = 52ml/（kg·min）］与肾衰竭无需接受间断血液透析治疗的患者［平均 CL =（18±2）ml/（kg·min）］相比明显降低。

肝功能异常患者体内的特性：由于伊洛前列素主要通过肝脏进行代谢，肝功能的变化将影响药物的血浆水平。在一项对8例肝硬化患者静脉应用伊洛前列素的研究中，伊洛前列素的平均清除率大约为10ml/（kg·min）。

年龄与性别：年龄与性别与伊洛前列素的药物代谢动力学无临床相关性。

【适应证】 2003年欧盟批准伊洛前列素治疗成人原发性 PH 心功能Ⅲ级患者，用于改善患者的症状及运动耐量。2004年美国 FDA 批准伊洛前列素用于肺动脉高压（PAH）的治疗。

伊洛前列素还可用于心肺分流术时保护血小板功能，也用于肾透析时代替肝素。

【用法与用量】 注意伊洛前列素溶液不可接触皮肤及眼睛，并且要避免口服。

成人推荐剂量：每次吸入应从2.5μg开始（吸入装置中口含器所提供的剂量）。可根据不同患者的需要和耐受性逐渐增加伊洛前列素剂量至5.0μg。根据不同患者的需要和耐受性，每天应吸入伊洛前列素6~9次。根据口含器与雾化器所需的药物剂量，每次吸入时间应为5~10分钟。

在每次吸入药物之前，将打开包装的吸入用伊洛前列素溶液全部移至雾化器内。一次吸入未用完的伊洛前列素雾化液必须弃去。

雾化器的使用：如果某种雾化器能达到以下标准，则认为它适用于伊洛前列素溶液的雾化。①液滴的中位空气动力学直径（MMAD）或中位直径（MMD）为3~4μm；②口含器输出剂量为每次吸入伊洛前列素2.5μg或5μg；③2.5μg或5μg剂量的伊洛前列素的雾化时间为4~10分钟（为了避免全身性不良反应，4分钟内输出的伊洛前列素不得超过5μg）。

【不良反应】　除了由于吸入用药的局部不良反应如咳嗽加重外，吸入伊洛前列素的不良反应主要与前列环素药理学特性有关。临床试验中最常见的不良反应包括血管扩张、头痛和咳嗽加重（表5-1）。

表 5-1　临床试验中最常见的不良反应

系统器官分类	非常常见（≥1/10）	常见（≥1/100 且<1/10）
神经系统异常		头痛
血管系统异常	血管扩张	低血压
呼吸系统、胸、纵隔异常	咳嗽增加	
骨骼和结缔组织异常		下颌疼痛/牙关紧闭症

【禁忌证】

（1）对伊洛前列素或任何赋形剂过敏。

（2）出血危险性增加的疾病（如活动性消化性溃疡、外伤、颅内出血或其他出血），由于本品对血小板的作用可能会使出血的危险性增加。

（3）具有以下心脏疾病（如严重心律失常、严重冠状动脉性心脏病、不稳定性心绞痛、发病6个月内的心肌梗死、未予控制和治疗或未在严密检测下的非代偿性心力衰竭、先天性或获得性心脏瓣膜疾病伴非PH所致的有临床意义的心肌功能异常、明显的肺水肿伴呼吸困难）的患者。

（4）主要由于肺静脉而非动脉阻塞或者狭窄引起的PH。

（5）近3个月发生过脑血管事件（如短暂性脑缺血发作、脑卒中）或其他脑供血障碍。

【注意事项】　对于体循环压力较低的患者（收缩压低于85mmHg），不应开始用伊洛前列素治疗，应注意监测以避免血压进一步降低。对于急性肺部感染、COPD，以及严重哮喘患者应做密切监测。

对于能够进行外科手术的栓塞性PH患者，不应首选伊洛前列素治疗。

有晕厥史的PH患者应避免一切额外的负荷和应激，如运动。如果晕厥发生于直立体位，每天清醒但未下床时吸入首剂药物是有帮助的。如果晕厥的恶化是由基础疾病所造成的，应考虑改变治疗方案。

肝功能异常患者、肾衰竭需要血液透析的患者，伊洛前列素的清除均降低，因此应考虑减小剂量（参见【用法用量】及【药物代谢动力学】）。

【孕妇及哺乳期妇女用药】　妊娠及哺乳妇女禁用。

【儿童用药】　目前尚无儿童及青少年的用药经验。除非得到足够的资料支持，否则本品不能应用于18岁以下患者。

【老年患者用药】　对老年人应用此药物无特殊要求。

【药物相互作用】 伊洛前列素可增强 β 受体拮抗剂、钙离子通道阻滞剂、血管扩张剂及血管紧张素转换酶抑制剂等药物的抗高血压作用。如果出现明显的低血压，可通过减少伊洛前列素溶液来纠正。

因为伊洛前列素有抑制血小板功能的作用。因此，与抗凝药物（如肝素、香豆素类抗凝药物）或其他抑制血小板聚集的药物（如阿司匹林、非类固醇抗炎药物、磷酸二酯酶抑制剂及硝基血管扩张药如吗多明）合用时可增加出血的危险性。如果发生出血，应停用伊洛前列素。

在应用伊洛前列素前，连续 8 天每天口服剂量高达 300mg 的阿司匹林对伊洛前列素的药物代谢动力学没有影响。在一项动物研究中，发现伊洛前列素可以导致组织型纤溶酶原激活剂（t-PA）的稳态血浆浓度降低。人类研究结果显示，输注伊洛前列素后并不会影响患者多次口服地高辛后的药物代谢动力学，而且对合并给予 t-PA 的药物代谢动力学也没有影响

动物实验表明，预先给予糖皮质激素可减轻伊洛前列素的扩血管作用，但不影响对血小板聚集的抑制作用。这一发现对于本品用于人体的意义尚不清楚。

尽管尚未进行临床研究，但在体外对伊洛前列素对细胞色素 P450 酶活性的潜在抑制作用研究显示，预期伊洛前列素不会通过这些酶对药物代谢产生相关的抑制作用。

【药物过量】 容易出现低血压反应及头痛、潮红、恶心、呕吐和腹泻，为可预期不良反应，也可能出现血压升高、心动过缓或者心动过速、四肢痛或背痛，当出现上述表现时建议停止吸入药物，监测及对症治疗，尚不知特异性解毒剂。

【制剂与规格】 吸入剂型 2ml：20μg。注射剂型：500μg（附甘氨酸缓冲液 50ml）。临用时以 pH 为 10.5 的含甘氨酸的专用缓冲剂溶解。

【储藏】 避光、密闭保存。

3. 曲前列环素 曲前列环素是前列环素的一种剂型，在 2002 年获得美国食品药品监督管理局的批准用于治疗肺动脉高压患者（其症状按 NYHA 分级为Ⅱ～Ⅳ级），以减轻活动时的症状。

【药品名称】 注射剂国际通用名（INN）：曲前列环素注射剂。中文商品名：曲前列尼尔注射液、瑞莫杜林。英文通用名：treprostinil sodium injection。英文商品名：Remodulin。

吸入剂国际通用名（INN）：曲前列环素吸入剂。中文商品名：曲前列尼尔吸入溶液。英文通用名：treprostinil inhalation solution。英文商品名：Tyvaso。

缓释片国际通用名（INN）：曲前列环素缓释片。中文商品名：曲前列尼尔缓释片。英文通用名：treprostinil extended release tablets，英文商品名：Treprostinil

Diethanolamine、Orenitram。

【药理作用】　曲前列环素是前列环素的衍生物。直接扩张肺动脉和体循环动脉血管床，并抑制血小板聚集。动物实验表明，曲前列素的扩血管作用可降低左、右心室的后负荷，并增加心排血量和每搏量。其他研究表明，曲前列素具有剂量依赖性的负性肌力作用和松弛作用，对心脏传导系统无明显作用。

【循证医学证据】　一项为期 12 周的国际多中心、随机、双盲、安慰剂对照临床试验研究入选了来自美国、欧洲、澳大利亚和以色列的 NYHA 分级为Ⅱ～Ⅳ级的 PH 患者 470 例。研究主要终点为 6 分钟步行距离的变化值，亦评估了 Borg 呼吸困难和疲劳评分。在用药 12 周结束时，得到曲前列环素注射剂治疗患者的 6 分钟步行距离较安慰剂组更远，平均差距约为 16 米，6 分钟步行距离显著改善了 Borg 呼吸困难和疲劳评分。但并无统计学意义。由于曲前列素会引起注射部位疼痛，该实验未能做到完全双盲。基于此临床试验，该药获得批准用于冷涂 PH。

另一项治疗门脉高压继发的 PH 患者的临床试验表明，曲前列环素注射剂也可有效治疗门脉高压继发的 PH。

FREEDOM-C 试验是观察曲前列素口服剂型疗效的研究。该研究入选 354 例接受稳定剂量背景用药的 PH 患者，随机分为加用口服曲前列素组和安慰剂组，曲前列素逐渐滴定至最大耐受剂量。治疗 16 周后患者的 6 分钟步行距离并无统计学意义上的显著改善。但在 REEEDOM-M 研究中，口服曲前列素单药治疗从未接受过背景用药的 PH 患者却得到阳性结果。

TRIUMPH I 试验是观察曲前列素吸入型疗效的研究。该研究入选 235 例临床稳定的 PH 患者（WHO Group 1），98% 为 NYHA 心功能分级Ⅲ级且在入选前服用波生坦或西地那非至少 3 个月的患者，随机分为吸入曲前列素组和安慰剂组，研究为期 12 周。结果显示，用药 12 周后，6 分钟步行距离增加 20 米。吸入曲前列素可以改善稳定型 PH 患者的运动耐量。

【药物代谢动力学】　皮下注射后吸收快速、完全，绝对生物利用度接近 100%，稳态浓度持续约 10 小时。其主要通过肝脏代谢，具体代谢酶尚不清楚。主要通过尿液排泄，少量通过粪便排泄。肝功能不全者药物清除减慢。轻中度肝功能不全者应减少用量。尚无重度肝功能不全者用药数据及肾功能不全者用药数据。

【适应证】　适用于 WHO 功能分级Ⅱ～Ⅲ级症状的特发性、遗传性或结缔组织病相关性 PH 的治疗。

【用法与用量】　注射剂：持续皮下（首选）或静脉注射。由于通过中心静脉插管持续注射可能引起严重的菌血症和脓毒血症，除非患者无法耐受皮下注射或其他必要情况，否则应尽量避免通过中心静脉插管持续注射。

初始剂量：1.25ng/(kg·min)。若无法耐受，可减至0.625ng/(kg·min)。

剂量调整：前4周，每周增加1.25ng/(kg·min)；以后每周增加2.5ng/(kg·min)。具体调整应根据患者的反应进行。应尽量避免突然停药。若停药数小时，再次用药时可从停药前的剂量开始。若经历了较长时间的停药，则应从初始剂量重新开始滴定。

缓释片剂：可与食物同时服用。勿掰开或碾碎。

初始剂量：0.25mg/次，一天2次；或0.125mg/次，一天3次。每天给药2次，与食物一起服用，但每天总剂量也可以分成3次。

维持剂量：对于0.25mg/次，一天2次者，每3~4天单次剂量增加0.25mg或0.5mg；对于0.125mg/次，一天3次者，每3~4天单次剂量增加0.125mg。最大维持剂量取决于患者的耐受程度。若出现难以耐受的反应，减量0.25mg。避免突然停药。

轻度肝功能损害（Child Pugh A级）患者，初始剂量为0.125mg/次，一天2次。滴定过程中每3~4天增加0.125mg/次。

吸入剂：只能借助Tyvaso吸入系统进行口腔吸入。

初始剂量：每4小时吸入1次，每次呼吸3次。若每次3次呼吸无法耐受，则每次1~2次。如果能耐受，则增加到3次。

维持剂量：若能耐受，则每1~2周增加3次呼吸，靶剂量为每次9次。若无法耐受每次9次，则维持在可耐受的最大剂量。

【不良反应】　主要主诉注射部位疼痛。其他的不良反应与依前列醇基本相同，但是发生得并不快，且通常比较轻。使用6~18个月后，30%~50%的患者会在咀嚼第一下时有腭部疼痛；使用5个月后，一些患者会出现轻度腹泻。多数患者会有注射部位的反应，少数有颜面潮红、头痛、恶心、皮诊、头晕、水肿、瘙痒、低血压、脚痛。其他与前列环素类似药物相关的不良反应随使用时间延长仍可能出现。

【禁忌证】　对本药或辅助成分过敏者。中度肝功能损害者不宜服用曲前列环素。重度肝功能损害者禁止服用曲前列环素。

【注意事项】　85%的使用者报告当药物注入体内时会有疼痛感，这是有关曲前列环素注射剂的最常见不良事件。尚不知疼痛原因及应对方法。目前所知的是这种疼痛感觉在不同的患者之间，甚至是在同一患者的不同注射部位之间差异极大，且疼痛不呈持续性，许多患者数月后可耐受疼痛。

最有效的缓解疼痛的方法是试着发现一个痛觉较低的注射部位，可在身体任何有脂肪的部位注射，如手臂、腿或胸部（不推荐乳房）。止痛药物经常会有帮助。阿司匹林或其他非甾体抗炎药（NSAIDs）可能会增加出血的风险，且有拮抗前列环素的作用。一些患者需要更强的鸦片类（麻醉药）止痛药。鸦片类药物可引起便秘、嗜睡、恶心、噩梦和幻觉。

【孕妇及哺乳期妇女用药】 动物研究表明，曲前列素不会危害动物胚胎，但尚不清楚是否危害人类胚胎。动物研究未发现曲前列素对妊娠和分娩有影响，但不清楚对人类是否有影响。尚不清楚曲前列素是否通过乳汁分泌，亦不清楚口服后的吸收情况。

【儿童用药】 尚不清楚儿童用药的有效性和安全性。

【老年患者用药】 尚不清楚老年用药的有效性和安全性。

【药物相互作用】 细胞色素（CYP）P4502C8 酶抑制剂（如吉非贝齐）可增加曲前列素的血药浓度。CYP4502C8 酶诱导剂（如利福平）可降低曲前列素的血药浓度。

曲前列素对地高辛和华法林的血药浓度无显著影响。对乙酰氨基酚1000mg/6 小时，连续服用 7 次，对曲前列素代谢动力学无显著影响。本品降低血压的作用可能被降压药物增强。尚无本品与依前列醇及波生坦合并用药的研究。

① 本品在患有严重肺病（如支气管哮喘或 COPD）的患者中的有效性和安全性尚不清楚。急性肺部感染的患者应谨慎监测以早期发现肺部疾患恶化及药效的减弱。②体循环动脉压力偏低的患者，可能诱发症状性的低血压。③肝肾功能不全的患者滴定速度应减慢。

【药物过量】 脸红、头痛、低血压、恶心、呕吐及腹泻，多为自限性，减量或停用后自行缓解。

【制剂与规格】 注射剂 4 种浓度规格：1mg/ml，2.5mg/ml，5mg/ml 和 10mg/ml。缓释片剂 4 种剂量规格：0.125mg，0.25mg，1mg 和 2.5mg。

吸入剂：2.9ml 低密度聚乙烯安瓿，铝箔袋包装。无色或微黄液体。含曲前列素 1.74mg，浓度 0.6mg/ml。

【储藏】 室温下是稳定的，使用前冷藏（可储存 3 个月）。

4. 贝前列素钠

【药品名称】 国际通用名（INN）：贝前列素。中文商品名：贝拉司特、苄雷前列德纳、凯那。英文通用名：beraprost sodium tablets。英文商品名：Dorner、Procyclin。

【药理作用】 与前列环素一样，本药通过血小板和血管平滑肌的前列环素受体激活腺苷酸环化酶，使细胞内 cAMP 浓度升高，抑制 Ca^{2+} 内流及血栓素 A2 生成等，从而发挥抗血小板和扩张血管的作用。

【循证医学证据】 ALPHABET（arterial pulmonary Hypertension and beraprost european trial）是一项随机、安慰剂对照研究。该研究纳入 130 例 NYHA Ⅱ/Ⅲ级的 PAH 患者，随机分为贝前列素组和安慰剂对照组，研究为期 12 周。结果显示，贝前列素可改善运动耐量和症状。

另一项为期 12 个月的随机、安慰剂对照试验入选 116 例 WHO 分级 Ⅱ/Ⅲ级的 PAH 患者。结果显示，较安慰剂组，贝前列素改善了 3 个月和 6 个月时的 6 分钟步行距离，但未改善 9 个月和 12 个月时的 6 分钟步行距离。提示该药在使用早期具有一定效果，但其效果随着时间的延长而减弱。

【药物代谢动力学】 血浆浓度：8 例健康成年人 1 次口服贝前列素钠 10μg 时，T_{max} 为 1.42 小时、C_{max} 为 0.44ng/ml、半衰期为 1.11 小时。另外，连续 10 天口服贝前列素钠 50μg/次，1 天 3 次，最高血浆原药浓度为 0.3 ~ 0.5ng/ml，未出现因反复给药引起的药物蓄积。

代谢、排泄：12 例健康成年人 1 次口服贝前列素钠 50μg 后，24 小时内尿中原形药物的排泄量 2.8μg，β-氧化物的排泄量 5.4μg。原形药物和 β-氧化物也可以葡醛酸结合物的形式排泄，总排泄量中游离形式的原形物和 β-氧化物的比例分别是 14% 和 70%。

【适应证】 在日本、韩国、印度尼西亚被批准用于 WHO Ⅲ级的 PAH。在美国和欧洲尚未被批准用于治疗 PAH。

【用法与用量】 第一周 20μg/次，1 天 4 次，以后每周增加 20μg。若有无法耐受的不良反应，剂量减为上一周的剂量，即为最大耐受剂量。最大剂量为 120μg/次，1 天 4 次。

【不良反应】 严重不良反应：① 出血倾向［脑出血（低于 0.1%）、消化道出血（低于 0.1%）、肺出血（发生率不明）、眼底出血（低于 0.1%）］：应密切观察，如出现异常，应停止给药，并给予适当的处置。② 休克（低于 0.1%）：有引起休克的报道，应密切观察，如发现血压降低、心率加快、面色苍白、恶心等症状，应停止给药，并给予适当的处置。③ 间质性肺炎（发生率不明）：曾有出现间质性肺炎的报道，应密切观察，如出现异常，应停止给药，并给予适当的处置。④ 肝功能低下（发生率不明）：曾有出现黄疸和 GOT、GPT 升高等肝功能异常的报道，应密切观察，如出现异常，应停止给药，并给予适当的处置。⑤ 心绞痛（发生率不明）：曾有发生心绞痛的报道，如出现异常，应停止给药，并给予适当的处置。⑥ 心肌梗死（发生率不明）：曾有发生心肌梗死的报道，如出现异常，应停止给药，并给予适当的处置。

其他不良反应：如头痛、颜面潮红、下颌痛、腹泻，药物相关不良反应在滴定期间较为常见，应密切观察，并给予适当的处置。

【禁忌证】 ①对本药或辅助成分过敏者；②妊娠或可能妊娠的妇女禁服本品（有关妊娠期间用药的安全性尚未确定）；③出血的患者（如血友病、毛细血管脆弱症、上消化道出血、尿路出血、咯血、眼底出血等患者服用本品，可能导致出血增加）。

【注意事项】 下列患者请慎重服药：①正在使用抗凝血药、抗血小板药、血栓溶解剂的患者；②月经期的妇女；③有出血倾向及其因素的患者。

【孕妇及哺乳期妇女用药】 妊娠或可能妊娠的妇女禁服本品（有关妊娠期间用药的安全性尚未确定）。哺乳期妇女应避免服用本品，若必须服用，应停止哺乳（大鼠动物实验表明，本药可以在乳汁中分布）。

【儿童用药】 尚不清楚儿童用药的有效性和安全性。

【老年患者用药】 尚不清楚老年用药的有效性和安全性。

【药物相互作用】 ①与抗凝血药物（华法林等）、抗血小板药（阿司匹林、噻氯匹定等）、血栓溶解剂（尿激酶等）合用有增加出血倾向的可能，应密切观察，如发现异常，应给予减少剂量或停止合并用药等适当的处置；②与前列腺素I2制剂合用有可能导致血压下降，需密切监测血压。

【药物过量】 每天剂量超过180μg时，有出现不良反应增加的报道。

【制剂与规格】 ① 20μg；② 40μg。

【储藏】 密封、常温（10~30℃）保存。

5. 赛来西帕 赛来西帕（selexipag）是一种口服的前列腺环素受体激动剂，可松弛血管壁平滑肌、扩张血管、降低肺动脉压力。2015年12月由美国FDA批准其其是用于治疗PH的孤儿药（orphan drug）。本品为PH患者提供了另一种新治疗选择。

【药品名称】 国际通用名（INN）：赛来西帕。英文通用名：selexipag。英文商用名：Uptravi。

【药理作用】 作用机制：本品是一种口服前列环素受体（IP受体）激动剂，结构上有别于前列环素。本品被羧酸酯酶1水解产生活性代谢物，其效能是本品的37倍。相比其他类前列腺素受体，赛来西帕和其活性代谢物对IP受体具有选择性。

心脏电生理学：在最大耐受剂量为1600μg时，每天2次给药不延长QT间期。

血小板集聚：在体外本品及其活性代谢物有剂量依赖性的抑制血小板集聚的作用。但是，400~1800μg，每天2次，多次剂量给予本品后，对健康受试者的血小板集聚测试参数未见影响。

肺血流动力学：在一项Ⅱ期PAH患者的17周临床研究中，受试者同时接受内皮素受体拮抗剂（ERAs）赛来西帕和（或）5 型磷酸二酯酶抑制剂，评估其血流动力学参数和患者滴定调整本品至人体耐受剂量（200μg 每天 2 次，并增量至 800μg，每天 2 次，$n=33$），并与安慰剂组（$n=10$）比较。结果表明，本品使 PVR 显著降低 30.3%，并使心排血指数显著增加（中位治疗效应）0.41L/（min·· m²）（95% CI：0.10 ~ 0.71）。

【循证医学证据】 GRIPHON（selexipag for the treatment of pulmonary arterial hypertension，赛来西帕治疗肺动脉高压）研究是一项国际多中心、双盲、安慰剂平行对照、事件驱动研究。该研究共纳入美国北部和南部、欧洲、亚太地区及非洲 39 个国家 181 个研究中心的 1156 例 PH 患者 [WHO 分级 Ⅰ（0.8%）、Ⅱ（46%）、Ⅲ（53%）和Ⅳ（1%）]，随机分配进入赛来西帕组（$n=574$）和安慰剂组（$n=582$），并随访 26 周。赛来西帕治疗组剂量以每周间隔增加，按增量 200μg，每天 2 次至最高耐受剂量 1600μg，每天 2 次。

主要研究终点是：①死亡；②因 PAH 住院；③PAH 恶化导致需要肺移植或球囊房间隔造口术；④开始静脉使用前列腺素治疗或慢性氧疗；⑤其他形式的疾病进展，包括 6 分钟步行试验距离较基线减少 15%，心功能恶化或需要对其他 PAH 特异性治疗。

患者平均年龄为 48 岁，多数是白色人种（65%）和女性（80%）。几乎所有患者在基线时 WHO 功能类别为Ⅱ级或Ⅲ级。特发性或遗传性 PAH 在研究人群中是最常见病因（58%），其次是结缔组织病相关性 PAH（29%），随后是先天性心脏病与修复分流（10%）、药物和毒素（2%），以及 HIVPAH（1%）。研究纳入的患者多数（80%）正在接受稳定剂量内皮素受体拮抗剂（15%）、5 型磷酸二酯酶抑制剂（32%）或两者联合（33%）治疗。

赛来西帕组患者实现以下组内剂量：200 ~ 400μg（23%）、600 ~ 1000μg（31%）和 1200 ~ 1600μg（43%）。

研究结果显示赛来西帕组较安慰剂组全因死亡发生率降低 40%。6 分钟步行距离作为次要终点，从基线至 26 周时测量的 6 分钟步行距离的中位绝对变化量（即给药后约 12 小时）为赛来西帕组+4 米和安慰剂组-9 米。赛来西帕的有益效应主要归因于减低 PAH 住院和其他疾病进展事件减少。

【药物代谢动力学】 赛来西帕及其活性代谢物的药物代谢动力学研究人群主要是健康受试者。单次和多次给药后赛来西帕和活性代谢物的药物代谢动力学参数均与剂量相关。多次剂量给药后母体化合物及活性代谢物血浆未发生积蓄。

在健康受试者中，当稳态时赛来西帕和活性代谢物暴露（单次给药的 AUC）受试者组间变异性分别为 43% 和 39%。赛来西帕和活性代谢物暴露的受试者组内变异性分别为 24% 和 19% 。

PAH 患者和健康受试者稳态时对赛来西帕格和活性代谢物的暴露结果相似。对于 PAH 患者，赛来西帕和活性代谢物的药物代谢动力学不受疾病严重程度影响，亦不随时间变化。在健康受试者和 PAH 患者中，稳态时活性代谢物暴露是赛来西帕的 3~4 倍。

吸收：口服给药后赛来西帕及其活性代谢物分别在 1~3 小时和 3~4 小时观察到 C_{max}。进食可使赛来西帕的吸收延长，导致达峰时间（T_{max}）延迟和 C_{max} 降低 30% ，进食对赛来帕格和活性代谢物 AUC 没有显著影响。

分布：赛来西帕及其活性代谢物与血浆蛋白高度结合（达 99% ，与白蛋白和 α_1-酸性糖蛋白结合程度相同）。

代谢：赛来西帕通过肝羧酸酯酶 1 进行酰基磺酰胺 ［acylsulfonamide］ 酶水解，产生活性代谢物。被 CYP3A4 和 CYP2C8 氧化代谢形成羟基化和脱烷基化产物。活性代谢物的葡糖醛化涉及 UGT1A3 和 UGT2B7。除活性代谢物外，在人血浆中无循环代谢物超出总体药物相关代谢物的 3% 。

消除：本品消除半衰期平均为 0.8~2.5 小时。末端活性代谢物半衰期为 6.2~13.5 小时。赛来西帕的表观容积口服清除率平均为 35L/h。

排泄：在健康受试者中进行的一项研究，用放射性标记赛来西帕，约 93% 的放射性药物在粪中被消除，在尿中只有 12% ，在尿中未发现赛来西帕，也未发现其活性代谢物。

特殊人群：在健康受试者或 PAH 患者中，性别、种族、年龄或体重对赛来西帕及其活性代谢物的药物代谢动力学没有临床相关影响。

年龄：在 18~75 岁的受试者中，药物代谢动力学变量（C_{max} 和 AUC）相似。在 PAH 患者中年龄对赛来西帕和活性代谢物的药物代谢动力学没有影响。

肝受损：在有轻度（Child-Pugh A 级）或中度（Child-Pugh B 级）肝受损受试者中，本品暴露为健康受试者的 2~4 倍。有轻度肝受损受试者暴露至本品的活性代谢物几乎保持不变，而在有中度肝受损受试者加倍。

根据一项研究肝受损受试者药物代谢动力学模型分析的数据，在中度肝损（Child Pugh B 级）患者中给予每日 1 次方案，其活性代谢产物水平与健康受试者每日 2 次的方案相似。

肾受损：有严重肾受损受试者 ［估算肾小球滤过率 >15mL/（min·1.73m^2）和 <30mL/（min·1.73m^2）］ 观察到对本品及其活性代谢物暴露（C_{max} 和 AUC）增加 40%~70% 。

药物相互作用研究如下所示。

体外研究：本品通过肝脏羧酸酯酶 1 水解为其活性代谢物。本品及其活性代谢物两者被 CYP2C8 和 CYP3A4 进行氧化代谢。活性代谢物的葡糖醛酸化被 UGT1A3 和 UGT2B7 催化。赛来西帕及其活性代谢物是 OATP1B1 和 OATP1B3 的底物。赛来西帕是 P-gp 的底物，而活性代谢物是乳癌耐药蛋白（BCRP）转运蛋白的底物。本品及其活性代谢物在临床上相关浓度不抑制或诱导肝细胞色素 P450 酶。本品及其活性代谢物不抑制肝脏或肾转运蛋白。

未曾研究 CYP2C8 的强抑制剂（如吉非贝齐）对赛来西帕或其活性代谢物暴露的影响。与 CYP2C8 的强抑制剂同时给药可能导致对赛来西帕及其活性代谢物暴露显著增加。

毒性研究如下所示。

致癌作用：经食物给予大鼠赛来西帕 $100mg/(kg \cdot d)$ 和小鼠 $500mg/(kg \cdot d)$，连续 2 年，未见致癌作用。慢性口服本品在大鼠中无潜在致癌证据。

遗传毒性：致突变研究显示无论是在基因还是染色体水平均未见本品及其活性代谢物的致突变作用。

生殖毒性：大鼠给予剂量达 $60mg/(kg \cdot d)$ 的赛来西帕（这个剂量相当于 175 倍活性代谢物的人体最大推荐剂量）对生殖力未见影响。

【适应证】 本品是一种前列环素受体激动剂，适用于延缓 PH（PAH）疾病进展和降低 PAH 住院的风险，也是美国 FDA 已批准用于治疗 PH 的孤儿药。

【用法与用量】 推荐剂量：本品的推荐开始剂量是 200μg，每天 2 次。当与食物服用可能改善其耐受性。每周间隔增加剂量 200μg，每天 2 次，至最高耐受剂量达 1600μg，每天 2 次。如患者达到不能耐受剂量，该剂量应被减低至以前的耐受剂量。勿掰碎或咀嚼本品。

中断和终止：如漏服一次药物，患者应尽快补服缺失剂量，在下一个 6 小时内服下一次药物剂量。如漏服治疗共 3 天或更长，在较低剂量下重新开始服用本品，然后再滴定调整至耐受剂量。

有肝受损患者的剂量调整：轻度肝受损患者无需调整剂量。中度肝受损患者：开始剂量为 200μg，每天 1 次，再每周间隔增加剂量 200μg，每天 1 次，至最高耐受剂量达 1600μg。对有严重肝受损患者，应避免使用本品。

【不良反应】 使用本品与安慰剂相比发生更频（>5%）的不良反应是头痛、腹泻、下颚痛、恶心、肌痛、呕吐、肢体疼痛和脸红。

GRIPHON 是一项长期、安慰剂对照研究，共纳入 1156 例 PAH 有症状患者来评价本品的安全性。这项试验中位随访时间 1.4 年（表 5-2）。

表 5-2　赛来西帕组与安慰剂组发生不良反应的比例

不良反应	赛来西帕 ($n=575$)	安慰剂 ($n=577$)
头痛	65%	32%
腹泻	42%	18%
下颚痛	26%	6%
恶心	33%	18%
腹痛	16%	6%
呕吐	18%	9%
肢体疼痛	17%	8%
脸红	12%	5%
关节痛	11%	8%
贫血	8%	5%
食欲减退	6%	3%
皮疹	11%	8%

在剂量滴定期间，上述不良反应发生更频繁。使用本品期间 1%（$n=8$）的患者发生甲状腺功能亢进症而安慰剂组患者并未发生。

实验室测试异常如下所示。

血红蛋白：在一项 PAH 患者的Ⅲ期安慰剂对照研究中，对血红蛋白与基线值均数绝对变化进行定期随访比较，赛来西帕组范围由 0.34g/dl 减至 0.02g/dl，而安慰剂组由 -0.05g/dl 增至 0.25g/dl。

甲状腺功能测试：赛来西帕组促甲状腺激素（TSH）减低（由基线中位数 2.5MU/L 减至 -0.3MU/L），而安慰剂组的中位数值无明显变化。两组三碘甲状腺氨酸或甲状腺素均数无明显变化。

【禁忌证】　对于本品任何组分过敏者；哺乳期妇女。

【注意事项】　对于有肺静脉闭塞症如肺水肿的患者，应终止治疗。

肝受损患者：轻度肝受损患者无需调整给药方案。中度肝受损患者由于对本品及其活性代谢物暴露增加，建议每天 1 次方案。严重肝受损患者没有使用本品的经验，建议避免使用本品。

肾受损患者：在肾小球滤过率>15ml/（min·1.73m²）的患者中，无需对给药方案进行调整。在进行透析患者或肾小球滤过率<15ml/（min·1.73m²）的患者中，无用本品的临床经验。

【孕妇及哺乳期妇女用药】　妊娠期：动物生殖研究显示本品对胚胎发育和生存在临床上无相关影响。在大鼠胚胎器官形成期，给予妊娠期大鼠本品人体最大推荐剂量（约47倍）时，观察到母体及胎儿体重略微减低。当妊娠期兔胚胎器官形成期间给予人体最大推荐剂量（50倍）时，并未观察到不良发育结果。

动物数据：对妊娠期大鼠使用本品，在器官形成期（怀孕第7~17天）给予口服剂量2mg/（kg·d）、6mg/（kg·d）和20mg/（kg·d），直至人体最大推荐剂量1600μg（47倍），每天2次，对胎儿无不良发育影响。

高剂量给药时观察到胎儿体重略微减低，母体体重平行有略微减低。当妊娠兔在器官形成期间（怀孕第6~18天）给予人体最大推荐剂量时，给予口服剂量3mg/kg、10mg/kg和30mg/kg（在AUC基础上给予人体最大推荐剂量1600μg，每天2次，活性代谢物暴露至50倍）时本品未对胎儿发育造成不良影响。

哺乳：本品或其代谢物存在于大鼠乳汁中。因为许多药物存在于人乳汁，可能对哺乳婴儿造成潜在的严重不良反应，故应终止哺乳或停止服用本品。

【儿童用药】 未确定在儿童患者中的安全性和有效性。

【老年患者用药】 在UPTRAVI有临床研究的1368例受试者中有248例65岁及以上受试者和19例75岁以上受试者。这些受试者与年轻受试者间未观察到总体差别，其他报道的临床试验也未确定老年和较年轻患者间存在差别，但不能排除其他风险。

【药物相互作用】 与CYP2C8强抑制剂同时给药可能导致本品及其活性代谢产物显著增加。应避免本品与CYP2C8强抑制剂（如吉非贝齐）同时给药。

一项健康受试者研究表明，本品（400μg，一天2次）并不影响华法林对国际标准比值的药效学作用。

【药物过量】 有报道服用过量至3200μg的病例，可出现轻度、短暂恶心，这是被报道的唯一不良反应。在过量事件中，如需要，须采用支持措施。因本品及其活性代谢物与蛋白高度结合，透析很可能无效。

【制剂与规格】 片剂：0.2mg、0.4mg、0.6mg、0.8mg、1.0mg、1.2mg、1.4mg、1.6mg。

【储藏】 适宜在20~25℃（68~77℉）下储存。

参 考 文 献

Duggan S T, Keam S J, Burness C B. 2017. Selexipag：a review in pulmonary arterial hypertension. Am J Cardiovasc Drugs, 17（1）：73-80

Galiè N, Humbert M, Vachiéry JL, et al. 2002. Effects of beraprost sodium, an oral prostacyclin analogue, in patients with pulmonary arterial hypertension：a randomized, double-blind, placebo-controlled trial. Arterial Pulmonary Hypertension and Beraprost European（ALPHABET）Study Group. J Am Coll Cardiol , 39（9）：1496-1502

Greig S L, Scott L J, Plosker G L. 2014. Epoprostenol（Veletri®, Caripul®）：a review of its use in patients with pulmonary arterial hypertension. Am J Cardiovasc Drugs，14（6）：463-470

Kaufmann P, Okubo K, Bruderer S, et al. 2015. Pharmacokinetics and tolerability of the novel oral prostacyclin IP receptor agonist selexipag. Am J Cardiovasc Drugs，15（3）：195-203

Schreiber C, Edlinger C, Eder S, et al. 2016. Global research trends in the medical therapy of pulmonary arterial hypertension 2000-2014. Pulm Pharmacol Ther，39：21-27

Sitbon O, Channick R, Chin K M, et al. 2015. Selexipag for the treatment of pulmonary arterial hypertension. N Engl J Med，373（26）：2522-2533

Swisher J W, Elliott D. 2016, Combination therapy with riociquat and inhaled treprostinil in inoperable and progressive chronic thromboembolic pulmonary hypertension. Respir Med Case Rep，20：45-47

二、内皮素受体拮抗剂

1. 波生坦 波生坦（bosentan）是一种非选择性的内皮素受体拮抗剂，可竞争性地抑制 ET-1 与 ET-A 受体和 ET-B 受体结合，从而阻断 ET-1 的作用，用于 PH 的治疗。

【药品名称】 国际通用名（INN）：波生坦。中文商用名：全可利。英文通用名：bosentan。英文商用名：Tracleer。

【药理作用】 本品是一种双重内皮素受体拮抗剂，具有对内皮素 A 和内皮素 B 受体的亲和作用。可降低肺和全身血管阻力，从而在不增加心率的情况下增加心排血量。神经激素内皮素是一种强有力的血管收缩素，能够促进纤维化、细胞增生和组织重构。在许多心血管失调疾病包括 PH，血浆和组织的内皮素浓度增加，表明内皮素在这些疾病中有病理作用。在 PH 患者中，血浆内皮素浓度与预后不良紧密相关。

波生坦是特异性内皮素受体拮抗剂，与内皮素 A 受体和内皮素 B 受体发生竞争性结合，与内皮素 A 受体的亲和力比与内皮素 B 受体的亲和力稍高。在动物 PH 模型中，长期口服波生坦能降低 PVR、逆转肺血管和右心室肥大。在动物肺纤维化模型中，波生坦能减少胶原沉积。

【循证医学证据】 EARLY（early therapy of pulmonary arterial hypertension，肺动脉高压的早期治疗）研究是一项前瞻性、国际多中心、随机、双盲、安慰剂对照的临床试验。来自 21 个国家 50 个地区的患者参加了该试验，旨在评估波生坦在 WHO-FC Ⅱ级疾病早期 PAH 患者的疗效，是为其提供早期治疗的重要证据。该研究显示治疗 6 个月后波生坦组的 PVR 和至临床恶化时间均显著改善。

FUTURE-1（bosentan in children with pulmonary arterial hypertension，波生坦

治疗儿童特发性或家族性肺动脉高压）研究是一项多中心、前瞻性、非随机临床研究，旨在评价波生坦儿科制剂对 PAH 患儿应用的疗效和安全性。研究的有效性指标包括心功能分级及家长和临床总体印象量表评分。结果表明，波生坦儿科制剂的接受性和耐受性均较好，并且所有患儿均未出现肝酶升高或贫血；有效性指标改善主要在既往未接受波生坦治疗的患儿中出现。

BREATHE-1 研究则是一项纳入欧洲、北美、以色列和澳大利亚的 27 个中心213 例患者的国际多中心、随机、双盲安慰剂对照研究。BREATHE-1 研究对受试者进行了 36 个月随访治疗，12 个月和 24 个月时的估计生存率分别达 96% 和89%。研究证实波生坦一线治疗可显著改善 PAH 晚期患者的生存率。

BREATHE-3 研究评价了波生坦对 12 岁以下 PAH 患儿的有效性和安全性。研究表明，患儿对波生坦治疗均良好耐受，并且 PVR 指数、PAPm 显著降低，心排血指数及右心房压有改善趋势。

BREATHE-5（bosentan in patients with pulmonary arterial hypertension related to Eisenmenger physiology，波生坦治疗艾森门格综合征相关的肺动脉高压）研究评估了波生坦对 WHO-FC Ⅲ 级艾森门格综合征患者的疗效。治疗 16 周后，波生坦可显著改善艾森门格综合征患者的运动耐量、心功能分级，并降低 PVR 和PAPm。此外，波生坦不降低患者血氧饱和度，连续观察 24 周时波生坦仍显示出良好效果。

TRUST 研究中 WHO-FC Ⅲ 级的结缔组织病相关性 PAH（PAH-CTD）患者接受波生坦治疗 48 周，27% 的患者出现心功能分级改善，无临床恶化的生存率估计值为 68%，总生存率为 92%。在大部分患者中波生坦与临床状况改善或稳定具有相关性。

2009 年 ESC/ERS PAH 诊治指南、2009 年 ACCF/AHA 专家共识及 2013 年法国尼斯世界 PAH 会议中的 PAH 诊治指南均将波生坦列为重点推荐药物，并作为疗效确切且耐受性良好的 PAH 一线治疗药物。

2015 年 ESC/ERS PAH 诊治指南推荐 WHO 功能分级 Ⅱ～Ⅲ 级的 PH 患者使用波生坦（Ⅰ类推荐，证据水平 A）。

【药物代谢动力学】 波生坦的绝对生物利用度大约为 50%，而且不受食物影响。在口服给药 3～5 小时后达到最大血浆浓度。表观分布容积约为 18L，清除率约为 8L/h，消除半衰期（$t_{1/2}$）为 5.4 小时。波生坦与血浆蛋白高度结合（98%），主要是白蛋白。波生坦不会渗入到红细胞。

波生坦在肝脏中被细胞色素 P450 同工酶 CYP3A4 和 CYP2C9 代谢。在人血浆中有 3 种波生坦代谢物，只有一种代谢物 Ro48-5033 具有药学活性，占化合物活性的 10%～20%。波生坦代谢后通过胆汁清除。

在严重肾功能受损的患者（肌酐清除率为15～30ml/min），波生坦血浆浓度减少大约10%，与肾功能正常的志愿者相比，3种代谢物的血浆浓度增加约2倍。因为低于3%的剂量通过尿排出，故对于肾功能受损的患者不需调整剂量。

未在肝脏损伤患者中进行波生坦药物代谢动力学影响的评估。由于波生坦被肝脏广泛代谢并通过胆汁排出，肝脏受损预计影响其药物代谢动力学和代谢。因此，有轻度肝脏损伤患者应慎用波生坦，只有当潜在益处高于风险时才在这些患者中使用波生坦。严重肝损伤的患者禁忌用波生坦（见【禁忌证】和【警告】）。

致癌作用、诱变作用和生育力受损：为期长达2年的口服致癌研究在大鼠［起始剂量为10mg/（kg·d）、30mg/（kg·d）和60mg/（kg·d），如以mg/m² 为基础则是人类推荐剂量（MRHD）的8～48倍］和小鼠［起始剂量为50mg/（kg·d）、150mg/（kg·d）和250 mg/（kg·d），如以mg/m² 为基础则是MRHD的28～140倍］中开展。在大鼠研究中，因为其对生存率的影响，高剂量与中剂量的雄性组和雌性组在第51周时分别将剂量降为40mg/（kg·d）和20mg/（kg·d）。高剂量雄性组和雌性组在第69周和第93周时均分别进行了停药。与安立生坦相关的致癌性证据出现在雄性大鼠中，在高剂量雄性组中并出现乳腺纤维腺瘤。在小鼠研究中，高剂量雄性组和雌性组在第39周时将剂量降至150mg/（kg·d），并在第96周（雄性）或第76周（雌性）时完全停药，在小鼠的任何剂量组中，未发现与安立生坦相关的致癌证据。

【适应证】 用于治疗WHD Ⅲ期和Ⅳ期原发性肺高压患者的PH，或者硬皮病引起的肺动脉高压。2001年美国FDA批准将波生坦用于PH的治疗。

【用法与用量】 本品初始剂量为一天2次、每次62.5mg，持续4周，随后增加至维持剂量125mg，一天2次。高于一天2次、一次125mg的剂量不会带来足以抵消肝脏损伤风险的益处。可在进食前或后，早、晚服用本品。

肾功能受损患者：肾功能受损对本品药物代谢动力学的影响很小，不需做剂量调整。

老年患者：本品的临床研究未包括年龄在65岁及以上的患者并测定他们的反应是否与年轻患者相同。通常来说，因为肾和（或）心脏功能下降、伴随疾病、其他药物治疗，尤其是肝功能降低，所以老年患者的用药剂量应该慎重选择。

肝脏损害患者：肝脏轻度损害患者应慎用本品，中度和重度肝脏损害患者严禁使用。

治疗中止：尚无在推荐剂量下PH患者突然中止使用本品的经验。为了避免临床突然恶化，应紧密监视患者，在停药前的3～7天应将剂量减至一半。

【不良反应】 在安慰剂对照研究中，165例PH患者每天接受本品250mg

（$n=95$）及 500mg（$n=70$）。对 667 例 PH 或者其他症状患者进行安慰剂对照和开放研究，获得本品的安全性数据。剂量高达给予 PH 推荐剂量的 8 倍。治疗期为 1 天到 4.1 年。推荐的维持剂量 125mg，bid。

在 PH 安慰剂对照研究中，本品（125mg，bid）治疗患者中发生率超过 1% 的不良事件，不考虑药物因果。

在 PH 和其他疾病的本品安慰剂对照研究中，共 677 例患者接受本品治疗，288 例患者接受安慰剂治疗，剂量范围为每天 100～2000mg，治疗期为 4 周至 6 个月。

在某些安慰剂对照研究中，使用高于推荐治疗 PH 的剂量。本品治疗的患者比安慰剂组患者发生率高的不良事件为头疼、潮红、肝功能异常、贫血和下肢水肿。

本品治疗患者中发生率低于 1% 的不良事件：碱性磷酸酶增加、过敏性休克、厌食、腹水、哮喘、房室完全阻滞、血尿素增加、支气管痉挛、心搏停止、中枢神经系统阻抑、脑血管病、胸痛（非心脏）、凝血时间延长、凝血时间缩短、结膜炎、膀胱炎、脱水、皮炎、注意力失调、皮肤干燥、十二指肠溃疡、排尿困难、瘀斑、湿疹、嗜酸性细胞计数增加、鼻出血、红斑、眼炎、情绪激动、气胀、胃肠炎、糖耐量受损、痛风、血尿、咯血、轻偏瘫、脑积水、高血糖、感染、失眠、肠梗阻、过敏、乳酸脱氢酶增加、疲劳、性欲增加、易排便、情绪不宁、嘴溃疡、肌肉痉挛、抽搐、肌肉骨骼疼痛、心肌梗死、鼻充血、梦魇、疼痛、恐慌、感觉异常、外周局部出血、畏光、肺炎、肾衰竭、肾功能不全、呼吸抑制、呼吸衰竭、不宁腿综合征、负重感、颤抖、皮肤变色、瞌睡、痰液增加、Stevens-Johnson 综合征、蛛网膜下腔出血、出汗增加、心动过速、口渴、血小板减少、耳鸣、震颤、尿频、尿深、荨麻疹、迷走发射、心室心率失常、心动过速、眩晕、虚弱、体重降低及眼球干燥。

实验室异常：在安慰剂对照研究中，丙氨酸转氨酶（ALT）和天冬氨酸转氨酶（AST）高于正常上限值 3 倍的发生率，在本品治疗患者中为 11%（$n=658$），在安慰剂治疗组中为 2%（$n=280$）。95 例 PH 患者接受本品 125mg、每天 2 次治疗，12% 的患者 ALT 和 AST 增加 3 倍；70 例 PH 患者接受本品 250mg、每天 2 次治疗，14% 的患者 ALT 和 AST 增加 3 倍。在接受 125mg、每天 2 次治疗的患者中，2% 的患者 ALT 和 NAST 增加 8 倍；接受 250 mg、每日 2 次治疗的患者中，7% 的患者 ALT 和 AST 增加 8 倍。胆红素升高至超过正常值上限的 3 倍，与本品治疗的 658 例患者中的 2 例（0.3%）转氨酶升高有关。

本品引起的 ALT 和 AST 升高呈剂量相关性，发生于治疗的早期，偶尔晚期发生。通常进展缓慢，无典型症状，当治疗中断或者停止后是可逆的。持续用本品治疗，转氨酶升高也可能自然逆转。

在所有使用本品的安慰剂对照试验中，治疗组 6.2% 的患者和安慰剂组 2.9% 每天出现 2 次显著血红蛋白降低（比基线值降低超过 15%，且 <11g/dl）。在 125mg，bid 和 250mg，bid 剂量治疗的 PH 患者中，3% 的患者血红蛋白显著减少，安慰剂对照组为 1%。

观察到治疗组 57% 的患者和安慰剂组 29% 的患者血红蛋白浓度至少下降 1g/dl。在血红蛋白降低至少 1g/dl 的患者中，80% 的患者血红蛋白减少出现在本品治疗前的 6 周。

治疗组 68% 的患者和安慰剂组 76% 的患者血红蛋白浓度在治疗期间保持在正常范围。尚不清楚血红蛋白变化的原因，但并没有出血、溶血或者骨髓毒性。建议在治疗后的第 1 个月和第 3 个月及随后每隔 3 个月检查血红蛋白浓度。

体液潴留：在安慰剂对照研究中，1611 例严重慢性心力衰竭患者接受本品治疗，治疗期平均 1.5 年。在研究中发现以前 PH 研究中没有观察到的新的安全性结果。由于慢性心力衰竭恶化而导致早期入院率增加，本品和安慰剂组间的死亡率无差异。在研究末期，本品和安慰剂组患者间的总体入院人数或者死亡率均无差异。本品治疗前的 4~8 周观察到入院率增加可能是由于体液潴留。在试验中，下面这些症状表明体液潴留：早期体重增加、血红蛋白浓度降低和下肢水肿发生率增加。在 PH 患者的安慰剂对照试验中，外周水肿和血红蛋白浓度降低，没有因临床恶化而很早入院的证据。建议监测患者的体液潴留症状（如体重增加）。建议在出现体液潴留时采用利尿剂治疗，或者增加正在使用的利尿剂剂量。建议在经本品治疗前对有体液潴留症状的患者用利尿剂治疗。

【禁忌证】　以下患者禁用本品：对于本品任何组分过敏者；怀孕或可能怀孕者，除非采取了充分的避孕措施；在动物中报道有造成胎儿中度或严重肝功能损害和（或）肝脏转氨酶即 AST 和（或）ALT 的基线值高于正常值上限的 3 倍，尤其是总胆红素增加超过正常值上限的 2 倍者；伴随使用环孢素 A 者；伴随使用格列本脲者。

【注意事项】　如果患者收缩压低于 85mmHg，须慎用本品。

血液学变化：用本品治疗伴随剂量相关的血红蛋白浓度降低（平均 0.9g/dl），可能是由于血液的稀释，多数在本品治疗开始的数周内观察到，治疗 4~12 周后稳定，一般不需要输血。建议在开始治疗前、治疗第 1 个月和第 3 个月后检测血红蛋白浓度，随后每 3 个月检查一次。如果出现血红蛋白显著降低，须进一步评估来决定原因及是否需要特殊治疗。

体液潴留：严重慢性心力衰竭的患者用本品治疗伴随住院率升高，因为在本品治疗的前 4~8 周慢性心脏衰竭恶化，可能是体液潴留的结果。建议监测患者体液潴留的症状（如体重增加）。出现症状后，建议开始用利尿剂或者增加正在使用利尿剂的剂量。建议在开始本品治疗前，对体液潴留症状的患者用利尿剂治疗。

【警告】 肝功能：波生坦伴随可逆性、剂量相关的 AST 和 ALT 增加，在某些病例中还伴随有胆红素升高。肝酶升高通常在开始治疗前 16 周内出现，然后在数天至 9 周内恢复到治疗前水平，减少剂量或者停药后自动恢复。在治疗前需检测肝脏转氨酶水平，随后最初 12 个月内每个月检测一次，以后每 4 个月一次。

先前存在肝脏损伤：在以下患者中，中度或严重肝损伤和（或）肝脏转氨酶即 AST 和（或）ALT 的基线值高于正常值上限的 3 倍（ULN），尤其当总胆红素增加超过正常值上限 2 倍，禁用本品。

肝脏转氨酶升高患者的处理如下。

（1）ALT/AST 水平 >3ULN 及 ≤5ULN，治疗和监测的建议如下：复查肝功能，如仍异常，减少剂量或停止治疗，每 2 周复查一次肝功能，直至肝功能正常，方可考虑再次服用波生坦。

（2）ALT/AST 水平 >5ULN 及 ≤8ULN，治疗和监测的建议如下：再做一次肝功能检验证实；如果证实，减少每天剂量或者停止治疗，至少每 2 周监测一次转氨酶水平。一旦转氨酶恢复到治疗前水平，考虑继续或者再次使用波生坦（见【再次治疗】）。

（3）ALT 或 AST 水平高于正常值上限的 8 倍时，治疗和监测的建议如下：必须停止治疗，不考虑再使用波生坦。在转氨酶升高，伴随有肝脏损伤的临床症状（如恶心、呕吐、发热、腹痛、黄疸或者罕见嗜睡或疲劳）或者胆红素升高超过正常值上限水平 2 倍时，治疗必须停止，不考虑使用波生坦。

【再次治疗】 仅当本品治疗的潜在益处高于风险，而且转氨酶位于正常值范围内，才考虑再次使用波生坦。本品以开始的剂量再次使用，转氨酶必须在再次使用后 3 天内进行检测，过 2 周后再检测，随后根据以上建议进行。

【孕妇及哺乳期妇女用药】 目前认为波生坦对人体具有潜在致畸性。当给予大鼠 ≥60mg/(kg·d)（人口服治疗剂量的 2 倍，每次 125mg，每天 2 次，基于 mg/m² ）时，波生坦显示有致畸性。在大鼠胚胎毒性研究中，波生坦表现出与剂量相关的致畸性作用，包括头部、脸部和主要血管畸形。剂量高达 1500mg/(kg·d) 时，在家兔中没有观察到出生缺陷，但其血浆浓度低于大鼠的血浆浓度。波生坦诱导和内皮素–1 基因剔除小鼠的畸形与其他内皮素受体拮抗剂治疗的动物中所观察到的畸形相似，表明这些药物有类致畸性效应。尚无对孕妇进行研究。在本品治疗前必须排除妊娠，之后必须采用充分的避孕措施防止妊娠（见【药物相互作用】激素避孕药）。

尚不清楚本品是否分泌进入人乳汁。因为大多数药物都分泌到乳汁中，应建议服用波生坦的哺乳妇女停止哺乳。

【儿童用药】　尚未建立波生坦在儿童中的安全性和有效性，不建议用于儿童。

【老年患者用药】　年龄65岁或以上患者有限的临床经验表明，老年人和年轻人对药物的反应没有差异，但应考虑老年人肝功能低下的可能性（见【用法与用量】）。

【药物相互作用】　细胞色素P450系统：波生坦对细胞色素P450同工酶CYP1A2、CYP3A4、CYP2C9、CYP2C19和CYP2D6没有相关的抑制作用。本品不会增加这些酶所代谢药物的血浆浓度。

波生坦是CYP3A4和CYP2C9的轻微至中度的诱导剂。伴随使用本品时，由这两种酶代谢的药物的血浆浓度可能降低。

华法林：伴随使用本品，500mg，每天2次，可使S-华法林和R-华法林的血浆浓度降低大约30%。长期接受华法林治疗的PH患者服用本品125mg，bid，对凝血时间/INR没有显著的临床影响。对华法林无须另外调整剂量，但建议进行常规INR监测。

辛伐他汀和其他他汀：伴随使用本品时会降低辛伐他汀和它的主要活性β-氢氧基酸代谢物约50%的血浆浓度。本品的血浆浓度不受影响。本品也降低其他主要受CYP3A4代谢他汀类的血浆浓度。对于这些他汀类，须考虑他汀功效下降。

格列本脲：在接受格列本脲伴随治疗的患者中观察到转氨酶升高的风险。因此，禁止本品和格列本脲联合使用，应考虑用其他替代的降血糖药物（见【禁忌证】）。联用本品可使格列本脲的血浆浓度降低约40%。本品的血浆浓度也降低30%。本品也可能降低其他主要由CYP2C9和CYP3A4代谢的降血糖药物的血浆浓度。使用这些药物的患者，须考虑血糖失控的可能性。

酮康唑：本品和酮康唑伴随使用可使本品的血浆浓度增加大约2倍。无需剂量调整，但应考虑本品作用增加。

尼莫地平、地高辛、氯沙坦：本品与地高辛和尼莫地平之间没有药物代谢动力学的相互作用。氯沙坦对本品血浆水平没有影响。

环孢素A：伴随使用本品可使血液中环孢素A的浓度降低大约50%。联用本品的初始谷浓度比单独使用时高大约30倍。但在稳态时，本品的血浆浓度仅仅高出3~4倍。禁止本品和环孢素A联用。

未进行他克莫司的药物相互作用的研究，但可预计有相似的相互作用。建议避免将本品和他克莫司伴随使用。

激素避孕药：尚未进行与口服、注射或者植入避孕药的特殊相互作用研究。许多这类药物经 CYP3A4 代谢，当与本品联用时有避孕失败的可能性。因此，应采用另外或者替代的避孕方法。

【药物过量】　本品在健康志愿者中单次给药 2400mg，患者持续 2 个月给予剂量 2000mg/d，无任何主要临床症状。最主要的不良反应是轻度到中度的头痛。在环孢素 A 药物相互作用研究中，剂量 500mg 和 1000mg 的本品与环孢素 A 联合使用时，初始血浆谷浓度增加 130 倍，结果导致严重头痛、恶心和呕吐，但未出现严重不良事件。观察到轻微的血压降低和心率增加。无超过上述剂量的药物过量研究。严重过量可能导致低血压，需要给予积极的心血管支持治疗。

【制剂与规格】　片剂：62.5mg/片、125mg/片。铝塑包装，56 片/盒。

【储藏】　室温保存，15～30℃。

2. 安立生坦

【药品名称】　通用名（INN）：安立生坦。商用名：凡瑞克。英文通用名：ambrisentan。英文商品名：Letairis。

【药理作用】　内皮素-1（ET-1）是一种有效的自分泌和旁分泌肽。两种受体亚型（内皮素受体 A 和内皮素受体 B）共同调节内皮素-1 在血管平滑肌和内皮细胞中的作用。内皮素受体 A 的主要作用是血管收缩和细胞增殖，而内皮素受体 B 的主要作用是血管舒张、抑制增殖及清除内皮素-1。

在患有 PH 的患者中，血浆内皮素-1 的浓度增高了 10 倍，并且与右心房平均压力的增加和疾病的严重程度相关。PH 患者肺组织中内皮素-1 和内皮素-1 mRNA 浓度增加 9 倍，主要集中在肺动脉内皮细胞。这些发现提示内皮素-1 可能在 PH 的发病和发展中发挥着重要的作用。

安立生坦是一种与内皮素受体 A 高度结合（$K_i = 0.011nM$）的受体拮抗剂，与内皮素受体 B 相比，内皮素受体 A 有高选择性（>4000 倍），仍然未知有关内皮素受体 A 高选择性对临床的影响。

药效学-心脏电生理：在一项随机、阳性和安慰剂对照平行组研究中，健康受试者被分为 3 组，第一组先服用本药 10mg，每天 1 次，然后增至每天 1 次服用 40mg；第二组先服用安慰剂，然后改为每天 1 次服用 400mg 莫西沙星；第三组仅服用安慰剂。本药 10mg 每天 1 次对 QTc 间期没有明显影响。本药 40mg 剂量则会延长平均 QTc，T_{max} 为 5ms。对于那些每天服用 5～10mg 本品且未同时使用代谢抑制剂的患者，预计不会出现明显的 QTc 延长。

致癌作用、诱变作用和生育力受损：为期长达 2 年的口服致癌研究在大鼠［起始剂量为 10mg/（kg·d）、30mg/（kg·d）和 60mg/（kg·d），如以 mg/m² 为基础则是 MRHD 的 8～48 倍］和小鼠（起始剂量为 50mg/（kg·d）、150mg/（kg·d）和

250mg/（kg·d），如以 mg/m² 为基础则是 MRHD 的 28～140 倍）中进行。在大鼠研究中，因为其对生存率的影响，高剂量与中剂量的雄性组和雌性组在第 51 周时分别将剂量降为 40mg/（kg·d）和 20mg/（kg·d）。高剂量雄性组和雌性组在第 69 周和第 93 周时均分别停药。有证据提示雄性大鼠中安立生坦相关致癌率较高。在小鼠研究中，高剂量雄性和雌性组在第 39 周时将它们的剂量降至 150mg/（kg·d），并在第 96 周（雄性）或第 76 周（雌性）时完全停药。在小鼠的任何剂量组中，均未发现与安立生坦关联的致癌作用。

在培养的人淋巴细胞中进行的染色体畸变试验检测到阳性致癌结果。在体外细菌（Ames 实验）或体内大鼠（微核试验、DNA 合成检测法）实验中，没有证据显示存在安立生坦相似的遗传毒性。

在啮齿类动物中长期应用内皮素受体拮抗剂可导致睾丸小管萎缩和生育力受损。在使用剂量≥10mg/（kg·d）（MRHD 的 8 倍）的安立生坦喂养 2 年的大鼠中可以观察到睾丸小管变性。在使用剂量≥50mg/（kg·d）（MRHD 的 28 倍）的安立生坦喂养 2 年的小鼠中也可以观察到睾丸发病率升高。在生育研究中［给雄性大鼠喂养的安立生坦剂量≥50mg/（kg·d）（MRHD 的 236 倍）］可以观察到药物对精子计数、精子形态、交配能力和生育力的影响。但在剂量>10mg/（kg·d）时，对生育力和精子的组织病理学并无影响。

【循证医学证据】　ARIES-1（ambrisentan in patients with moderate to severe pulmonary arterial hypertension，安立生坦治疗中度至重度肺动脉高压）研究是一项为期 12 周的多中心、随机、双盲、安慰剂对照研究，旨在评估安立生坦对 PH 患者长期预后的影响。共入选 PH（WHO 组 1）患者 393 例。ARIES-1 研究将每天 1 次 5mg 和 10mg 安立生坦与安慰剂进行比较。

ARIES-2 研究亦是一项随机、双盲、安慰剂对照、多中心研究。该研究将每天 1 次 2.5mg 和 5mg 安立生坦与安慰剂进行比较。在两项研究中，均是在一般治疗（包括抗凝剂、利尿剂、钙通道阻滞剂或地高辛，但不包括依前列醇、曲罗尼尔、伊洛前列素、波生坦或西地那非）的基础上添加安立生坦或安慰剂。结果表明，接受安立生坦治疗的所有剂量组其 6 分钟步行距离均有明显改善，且改善程度随剂量而增加。在接受安立生坦治疗 4 周后可以观察到 6 分钟步行距离明显增加，在治疗 12 周后可观察到剂量-反应效应。接受安立生坦治疗后在 6 分钟步行距离改善程度方面，老年患者（年龄≥65 岁）小于年轻患者，而继发性 PH 患者则小于 IPAH 患者。与安慰剂相比，接受安立生坦治疗的患者疾病发展至临床恶化（死亡、肺移植、因 PH 住院、房间隔造口术、因增加其他治疗药物而退出研究等）的时间明显延迟。在老年人亚组中的分析结果亦相似。

PH 的长期治疗：对上述两项重要研究中接受本药治疗的患者进行的长期随

访显示，1 年后有 95% 的患者仍存活，而有 94% 的患者仍然接受本药单药治疗。但这些非对照性的观察研究并未设立与本药治疗组进行比较。因此，无法确定本药的长期疗效。

在既往有内皮素受体拮抗剂（ERA）相关性肝功能异常的患者中的应用：在一项非对照、开放标签研究中，共有 36 例既往因转氨酶升高而中断内皮素受体拮抗剂（波生坦：ERAs）治疗的患者接受安立生坦治疗。研究表明，对于既往应用 ERAs 时出现无症状性转氨酶升高而目前转氨酶水平已恢复至正常的患者，可以尝试应用安立生坦。

AMBITION 研究是一项随机、双盲、多中心的安立生坦联合他达拉非治疗 PH 患者的研究。共入选 605 例 WHO 功能分级Ⅱ级或Ⅲ级的 PH 患者，随机（2∶1∶1）接受了不同方案，分别为每天一次安立生坦联合他达拉非（$n=302$）、只有安立生坦（$n=152$）或只有他达拉非（$n=151$）。安立生坦的治疗起始量为 5mg，他达拉非为 20mg。如果发生耐受，则在第 4 周滴定他达拉非至 40mg，安立生坦在第八周滴定至 10mg。研究的主要终点是第一次发生以下事件的时间：死亡，因病情恶化而住院，WHO 功能分级Ⅲ级或Ⅳ级持续 14 天以上（短期临床恶化）伴 6 分钟步行距离下降距基线超过 15%，或 WHO 功能分级Ⅲ或Ⅳ级持续 6 个月伴 6 分钟步行距离下降超过 14 天以上。在研究中，安立生坦与他达拉非的联合治疗将使以上主要终点的风险比分别降低 49% 及 45%。20% 的联合治疗组患者经历了主要终点，而安立生坦及他达拉非单药治疗组分别为 35% 及 30%。相较安立生坦组及他达拉非单药治疗组，联合治疗组将恶化的 PH 患者的住院率分别降低了 67% 及 56%。总体上，8% 的联合治疗组患者因疾病恶化住院，而其他两组分别为 22% 及 15%。在第 24 周的 6 分钟步行距离测试中，相较于安立生坦组及他达拉非组，接受联合治疗的患者 6 分钟步行距离。

2015 年 ESC/ERS 肺动脉高压诊断和治疗指南推荐 WHO 功能分级Ⅱ～Ⅲ级的 PH 患者使用安立生坦（Ⅰ类推荐，证据水平 A），并将安立生坦联合他达拉非的治疗方案作为唯一被推荐用于 PH 的初始联合治疗方案。

【药物代谢动力学】 安立生坦（S-安立生坦）在健康受试者中的药物代谢动力学与剂量成正比。本品生物利用度尚不清楚。安立生坦吸收迅速，在健康受试者和 PH 患者中的 C_{max} 均出现在口服后 2 小时左右。进食不会影响本品的生物利用度。体外研究表明，安立生坦是 P-gp 的底物，与血浆蛋白高度结合（99%）。主要通过非肾脏途径清除，但经代谢和胆道清除的比例目前尚不十分明确。在血浆中，4-羟甲基安立生坦的 AUC 约占母体 AUC 的 4%。在体内 S-安立生坦向 R-安立生坦的转化较少。

安立生坦在健康受试者和 PH 患者的平均口服清除率分别为 38ml/min 和

19ml/min。虽然安立生坦的终末半衰期为 15 小时，但稳态时安立生坦的平均谷浓度约为平均 C_{max} 的 15%，而在每天长期给药后的累积因子约为 1.2，提示安立生坦的有效半衰期约为 9 小时。

本品由 CYP3A、CYP2C19、5- 二磷酸葡萄糖基转移酶（UGTs）、1A9S、2B7S 及 1A3S 进行代谢。体外实验提示，安立生坦是器官阴离子转运蛋白（OATP）的底物，同时也是 P-gp 的底物（而非抑制剂）。因为有这些因素存在，可以预计到会出现药物相互作用；然而，目前尚未发现安立生坦和通过这些途径进行代谢的药物之间存在有临床意义的相互作用。

特殊人群如下所示。

肾功能损害：安立生坦对药物代谢动力学的影响已经应用人群药物代谢动力学方法，在肌酐清除率介于 20 ~ 150ml/min 的 PH 患者中进行了验证。轻到中度肾功能损害对安立生坦的暴露不会产生明显的影响。因此，在轻到中度肾功能受损的患者中无需调整药物剂量。目前尚无安立生坦在中度肾功能受损患者中应用的数据。

肝脏损害：目前尚无关于已存在的肝脏损害对安立生坦药物代谢动力学影响的研究。因为体内和体外证据都表明，安立生坦的清除很大程度上依赖肝脏代谢和胆汁排泄。因此，肝脏损害预计会对安立生坦的药物代谢动力学产生明显的影响。不推荐在中到重度肝功能损害的患者中应用安立生坦。目前尚无关于本药在已有轻度肝功能损害的患者中应用的资料。

【适应证】　2007 年 6 月获得美国 FDA 批准上市并获得孤儿药地位。适应证为 PH（PAH）（WHO 1 类），用以提升运动耐量并减缓临床恶化。同时联合他达拉非来减少恶化性 PH 的疾病进展及住院的风险，并提高运动耐量。支持其有效性的研究主要纳入以下患者：WHO 功能分级 Ⅱ ~ Ⅲ级，特发性或遗传性 PH（60%），或 PH 伴发结缔组织病（34%）。

【用法与用量】　成人：起始剂量为空腹或进餐后口服 5mg，每天 1 次；如果耐受则可考虑调整为 10mg，每天 1 次。服药不受进食影响（整片吞服）。

药片可在空腹或进餐后服用。不能对药片进行掰半、压碎或咀嚼。无在 PH 患者中进行过高于 10mg 每天 1 次剂量的研究。在开始使用本药治疗前和治疗过程中要进行肝功能的监测。

育龄期女性：女性只有在妊娠测试阴性及使用两种合适的避孕方法进行避孕的情况下才能接受治疗，但如果患者已行输卵管结扎术或选择使用 T 型铜 380A IUD 或 LNg 20 IUS 进行避孕，则不需要采取另外的避孕措施。接受本药治疗的育龄期女性应该每月进行妊娠测试。

已存在肝脏损害：不推荐在中重度肝功能损害的患者中应用本品。目前尚无在轻度肝功能损害患者中的应用信息。但是，此类患者对安立生坦的暴露可能会有所增加。

【不良反应】 本药的安全性数据来自 2 项在 PH 患者中开展的为期 12 周的安慰剂对照研究（ARIES-1 和 ARIES-2），以及 4 项在 483 例 PH 患者（每天 1 次服用剂量分别为 1mg、2.5mg、5mg 或 10mg）中开展的安慰剂对照研究。在这些研究中，受试者与本药接触的时间为 1 天到 4 年不等（$n=418$ 接触至少 6 个月，$n=343$ 接触至少 1 年）。

在 ARIES-1 和 ARIES-2 研究中，总共 261 例患者每天 1 次，服用剂量分别为 2.5mg、5mg 或 10mg，而 132 例患者服用安慰剂。在接受本药治疗的患者中不良事件发生率>3%，明显高于安慰剂组。

大多数药物不良反应为轻至中度，仅有鼻充血呈剂量依赖性。与安慰剂组相比，本品治疗组中仅有少数患者发生的不良事件与肝功能检测有关。

仅有少数几种药物不良反应的发生率在不同年龄和性别的患者中发生率有显著差异。在年轻患者（<65 岁）中，本药治疗组的外周性水肿发生率（14%，29/205）和安慰剂组（13%，13/104）相近；而在老年患者（>65 岁）中，本药治疗组的外周性水肿发生率（29%，16/56）高于安慰剂组（4%，1/28）。此类亚组分析的结果必须进行谨慎的解释。

在 PH 患者参加临床试验的过程中，本药治疗组因为不良事件（与 PH 不相关）而中断治疗的发生率（2%，5/261）与安慰剂组（2%，3/132）相近。在 PH 患者参加临床试验的过程中，本药治疗组中严重不良事件（与 PH 不相关）的发生率（5%，13/261）与安慰剂组（7%，9/132）相近。

本药获得批准上市后在使用过程中发现下述不良反应：液体潴留、心力衰竭（与液体潴留相关）、过敏反应（如血管性水肿、皮疹）及贫血。因为这些报道来自规模大小不一的人群，因此，还无法估算出可靠的发生率或确定出与药物相关的因果关系。

【禁忌证】 妊娠。妊娠妇女使用本品很有可能会导致严重的出生缺陷，在动物中应用此药物时经常会观察到这种作用。因此，在开始治疗前必须排除妊娠，并且在治疗过程中及治疗后 1 个月内都应该使用两种合适的避孕方法进行避孕，但如果患者已行输卵管结扎术或选择使用 T 型铜 380A IUD 或 LNg 20 IUS 进行避孕，则不需要采取另外的避孕措施。每月都进行妊娠测试。

妊娠分类 X。在妊娠妇女中应用本药可能会导致胎儿损害。安立生坦口服剂量分别在大鼠≥15mg/（kg·d），以及在兔子≥7mg/（kg·d）时有致畸作用；目前没有关于低剂量的研究。在两个种属动物中都可以观察到下颚、硬腭和软腭及心脏和大血管的畸形，以及胸腺和甲状腺的形成障碍。致畸性是内皮素受体拮抗剂的一类作用。目前没有关于在妊娠妇女中应用本药的数据。

　　本药禁用于确实或可能已经怀孕的妇女。如果在妊娠期间应用该药，或在应用该药的过程中怀孕，患者应该被告知可能会对胎儿产生的危害。

　　【警告】　潜在的肝脏损害，并禁用于孕妇。

　　安立生坦可以导致肝脏转氨酶（ALT 和 AST）较正常值上限（ULN）升高超过 3 倍。在为期 12 周的试验中，有 0.8% 接受本品治疗的患者出现转氨酶升高>3ULN；在超过 1 年的长期开放标签试验中这类患者则占 2.8%。有 1 例转氨酶升高>3ULN 的病例同时伴有胆红素升高>2ULN。

　　肝脏转氨酶和胆红素升高是潜在严重肝脏损害的标志，所以必须在开始治疗前，以及开始治疗后的每个月进行血清转氨酶水平（如果转氨酶升高，还需同时检测胆红素）监测。如果转氨酶水平升高>3ULN 并≤5ULN，则应重复检测，减少每天剂量，或者中断治疗并每 2 周监测一次直至转氨酶水平<3ULN。如果转氨酶水平升高>5ULN 并≤8ULN，应立即停用本药并应监测转氨酶水平直至<3ULN。如果转氨酶水平升高>8ULN，应立即停止治疗，并且不应该再开始治疗。

　　基线时即有转氨酶升高（3ULN）的患者通常应该避免使用本药，因为在这种情况下很难对肝功能进行监测。如果肝转氨酶升高同时伴有肝脏损害症状（如恶心、呕吐、发热、腹痛、黄疸或不寻常的嗜睡或乏力）或者胆红素升高2ULN，应该立即停止治疗。目前尚无在此类患者中再次应用本药的经验。

　　【注意事项】　血液学改变：在应用其他内皮素受体拮抗剂后会出现血红蛋白浓度及血细胞比容下降，此类现象在本药的临床试验中也有出现。这些指标下降的出现在开始本药治疗后的前几周，之后则保持稳定。在为期 12 周的安慰剂对照研究中，接受本药治疗的患者在治疗结束时的血红蛋白与基线时相比平均下降 8g/L。

　　有 7% 接受本药治疗的患者（其中 10% 的患者每天剂量为 10mg）出现血红蛋白明显下降（与基线相比降低幅度>15%，并且低于正常值低限），而与之相比安慰剂组仅有 4% 的患者发生此类情况。目前尚不清楚导致血红蛋白下降的原因，但它似乎不是由于出血或溶血所致。

　　应在开始本药治疗前后第一个月及随后定期检测血红蛋白。如果患者伴有临床意义的贫血，则不推荐使用本药治疗。如果患者在治疗过程中出现有临床意义的贫血，并且排除了其他诱因，则应考虑停止本药治疗。

　　液体潴留：外周性水肿是内皮素受体拮抗剂类药物的一种已知效应，同时也是 PH 和 PH 恶化的临床结果。在安慰剂对照研究中，与安慰剂组相比，接受5mg 或 10mg 本药治疗的患者外周性水肿的发生率高。大部分水肿为轻至中度，且在老年患者中的发生率和严重程度高。

此外，目前已有关于 PH 患者在使用本药治疗后的几周内发生液体潴留的上市后报道。患者需要使用利尿剂限制液体摄入，或在某些情况下还因心力衰竭失代偿而需要住院治疗。如果有临床意义的液体潴留进一步发展（伴或不伴体重增加），应该开展进一步的评估以明确病因（如本药或潜在心力衰竭），必要时可进行特殊治疗或中断本药治疗。

精子计数下降：为期 5 个月的另一种内皮素受体拮抗剂（波生坦）研究评估了药物对睾丸功能的影响，受试者为 25 例患有 WHO 功能 III 级和 IV 级 PH 且基线精子计数正常的男性患者。使用波生坦治疗 3 或 6 个月后，有 25% 的患者精子计数下降至少 50%。其中 1 例患者在 3 个月时发生了明显的精子减少，并且在随后 6 周的 2 次随访中所检测的精子计数仍然很低。停止波生坦治疗 2 个月后，精子计数恢复到基线水平。在 22 例完成 6 个月治疗的患者中，精子计数维持在正常范围内，并且没有观察到精子形态、精子活动力或者激素水平的变化。根据这些关于内皮素受体拮抗剂的发现和临床前数据，不能排除如本药的内皮素受体拮抗剂会对精子产生不良效应。

肺静脉闭塞性疾病：如果患者在起始使用血管扩张剂如本药期间出现急性肺水肿，需考虑肺静脉闭塞症的可能性，如果确诊应停用本药。

【孕妇及哺乳期妇女用药】 妊娠患者：禁用于妊娠或可能怀孕的患者。

哺乳母亲：目前还不清楚安立生坦是否会随着乳汁进行分泌。不推荐在服用安立生坦时进行母乳喂养。一项在大鼠中开展的临床前期研究显示，从妊娠晚期至断奶给母鼠喂食安立生坦会导致新生小鼠生存率下降（中至高剂量），并且会影响小鼠睾丸的大小和成熟度（高剂量）。所检测出的剂量分别为人类口服剂量（10mg）的 17 倍、51 倍和 170 倍（分别为低、中、高剂量），单位为 mg/mm^2。

【儿童用药】 目前尚无关于本药在儿科患者中应用的安全性和有效性数据。

【老年患者用药】 在两项关于本药的安慰剂对照临床研究中，有 21% 的患者≥65 岁，而有 5% 的患者≥75 岁。老年患者（≥65 岁）接受本药治疗后在步行距离方面的改善程度要差于较年轻的患者，但对此类亚组分析的结果必须进行谨慎的解释。与较年轻的患者相比，外周性水肿在老年患者中更常见。

【药物相互作用】 体外研究：用人类肝脏组织进行的研究表明，安立生坦由 CYP 3A、CYP 2C19、5 - 二磷酸葡萄糖基转移酶（UGTs）、1A9S、2B7S 及 1A3S 进行代谢。体外实验提示，安立生坦是器官阴离子转运蛋白（OATP）的底物，同时也是 P-gp 的底物（而非抑制剂）。

体内研究：安立生坦与酮康唑、奥美拉唑、昔多芬、他达拉非联合应用不会导致有临床意义的安立生坦暴露量改变。联合应用安立生坦不会导致下述药物暴露量的改变：华法林、地高辛、昔多芬、他达拉非、炔雌醇/炔诺酮。

一项在健康受试者中进行的临床试验显示，10mg 安立生坦稳态剂量不会对复合口服避孕药中炔雌醇或炔诺酮成分的单剂药物代谢动力学产生显著影响。根据此项药物代谢动力学研究，安立生坦预计不会对雌激素或黄体酮类避孕药的暴露产生影响。

未知：安立生坦潜在的药物相互作用尚没有得到充分的认识，因为目前还没有开展过下列药物的体内药物相互作用研究：CYP 3A4 同工酶和 2C19 同工酶的强诱导物（利福平）、UGTs 和 P-gp 的诱导物（利福平）、运载体 P-gp（环孢素 A）和 OATP（环孢素 A、利福平、利托那韦）的强抑制剂。因为利托那韦、环孢素 A 和利福平会对上述包含于安立生坦分布过程中的酶产生影响，因此不排除会对安立生坦的暴露产生有临床意义的影响。

【药物过量】 目前没有关于本药超量给药的经验。健康志愿者中应用的本药单剂量为 100mg，而 PH 患者中为 10mg，每天 1 次。在健康志愿者中，50mg 和 100mg 单剂量（推荐剂量的 5~10 倍）会伴随出现头痛、面部发红、眩晕、恶心和鼻充血。严重超剂量使用可能会导致需要治疗干预的低血压。

【制剂与规格】 片剂：5mg 片为粉红色双凸的方形薄膜衣片，一面刻有"GS"，另一面刻有"K2C"；10mg 片为深粉红色双凸的椭圆形薄膜衣片，一面刻有"GS"，另一面刻有"KE3"。30 片/盒。

【储藏】 遮光，密封保存。

3. 马西替坦 马西替坦（macitentan）是一种新型组织型内皮素受体拮抗剂，亦是继波生坦、安立生坦上市的第三个内皮素受体拮抗剂，其是在美国 FDA 获批的第三个治疗 PAH 的药物，用于治疗 PH。

【药品名称】 国际通用名（INN）：马西替坦。商用名：欧沙米特。英文通用名：macitentan。英文商品名：Opsumit。

【药理作用】 本品是一种口服非选择性内皮素受体拮抗剂。通过增加分子的非电离态比例，马西替坦能够更好地穿透脂溶性细胞膜，从而改善其组织穿透力。在野百合碱 PAH 大鼠模型中，马西替坦降低了 PAPm，预防右心室肥厚，显著提高了生存率，且效果优于波生坦。马西替坦作用方式与波生坦相似，但对胆盐排出泵无阻断作用，提高了药物的安全性。它对内皮素受体的阻断作用比波生坦强 10 倍，阻断时间长 2 倍。

【循证医学证据】 SERAPHIN［study of macitentan（ACT-064992）on morbidity and mortality in patients with symptomatic pulmonary arterial hypertension，内皮缩血管肽受体拮抗剂治疗肺动脉高压改善临床结局］研究是一项国际多中心、双盲、安慰剂对照、事件驱动的Ⅲ期临床研究，旨在评价马西替坦治疗 PH 对其死亡率和事件发生率的影响。这是一项在 PAH 领域最大规模的前瞻性研究，有近 40 个国家 180 个中心参加，入组患者 742 例。742 例 PAH 患者分成安慰剂组、3mg 马西替坦组、10mg 马西替坦组，以死亡或恶性事件（如房间隔造口术、肺移植、6 分钟步行距离下降 15%）为主要临床终点，随访进行了 36 个月，安慰剂组与 10mg 马西替坦组分别有 46.4%、31.4% 的患者达到主要临床终点。研究主要终点是：初次患病或死亡时间。考虑到 PAH 患者需要终身治疗，所以该研究的整个周期较长。研究结果表明马西替坦使研究的主要终点（首次发生病患或死亡事件的风险）较安慰剂降低 45%。这项国际多中心临床试验研究显示，马西替坦可有效改善患者运动耐量，延长到达临床恶化的时间。

2013 年美国 FDA 批准马西替坦用于治疗 PH，其是继波生坦、安立生坦上市的第三个内皮素受体拮抗剂（ERAs）。

2015 年 ESC/ERS PAH 诊治指南增加了新的 PAH 靶向治疗药物，推荐马西替坦治疗 WHO Ⅱ~Ⅲ级的 PAH 患者（Ⅰ类推荐，证据水平 A）。

【药物代谢动力学】 马西替坦在人体内的半衰期约为 16 小时，并在给药第三天后达到稳态。它被缓慢吸收进入等离子体。ACT-132577 是马西替坦的活性代谢物，半衰期约为 48 小时。虽然 ACT-132577 具有较低的亲和力，但它有更高的血浆浓度。这两种化合物可以通过尿液或粪便排出体外。马西替坦的药物代谢动力学呈剂量相关性，健康受试者和 PH 患者对其都有最好的耐受性。目前对马西替坦的绝对生物利用度尚不清楚。

【适应证】 PH WHO Ⅱ~Ⅲ级的患者。2015 年 ESC/ERS PAH 诊治指南推荐马西替坦治疗 WHO Ⅱ~Ⅲ级的 PAH 患者（Ⅰ类推荐，证据水平 A）。

【用法与用量】 每次 10mg，每天 1 次。暂无在 PH（PAH）患者中使用每天高于 10mg 的用量的研究。

【不良反应】 最常见不良反应是贫血、鼻咽炎、咽炎、支气管炎、头痛、流感和泌尿感染。

【禁忌证】 胚胎毒性（孕妇禁用）。对本品的任何成分（活性或非活性成分）有过敏症状的患者禁用。

【注意事项】 马西替坦可能引起转氨酶异常、水肿和液体潴留、肺水肿及肺静脉闭塞、精子数量减少、血红蛋白降低和贫血。

【孕妇及哺乳期妇女用药】 有胚胎毒性（孕妇禁用）。

【儿童用药】 马西替坦在儿童中使用的剂量和安全性尚不明确。

【老年患者用药】 马西替坦在 65 岁以上的老年人中的使用剂量和安全性与年轻人无异。

【药物相互作用】 利福平等 CYP3A4 强诱导剂能显著减少马西替坦的血药浓度。应避免马西替坦与 CYP3A4 强诱导剂同时使用。同时使用强 CYP3A4 抑制剂如酮康唑能增加马西替坦约一倍的血药浓度。许多 HIV 药物如利托那韦是 CYP3A4 的强抑制剂，应避免与马西替坦合用。与环孢素合用时，只对马西替坦及其活性代谢物的浓度有轻微的影响。

【药物过量】　健康受试者已使用最多至 600mg（60 倍的标准剂量）的单剂量，观察发现有头痛、恶心、呕吐等不良反应。在过量的情况下，应采取标准的支持措施，因为马西替坦与白蛋白高度结合，所以透析无效。

【制剂与规格】　本品为薄膜包衣片，10mg/片。

【储藏】　室温保存。

4. 西他生坦　西他生坦是一种内皮素受体拮抗剂，由美国 Encysive 制药公司研制开发，经过长期的临床研究，有关 PH 适应证的四期临床研究已经完成，且于 2006 年获得欧盟许可在英国首次上市。2007 年澳大利亚治疗品管理局批准西他生坦钠上市。然而，该药上市后报道了多例与其相关的药物性肝病死亡病例，2011 年辉瑞公司决定将西他生坦从全球撤市并终止对其进行临床研究，同时建议 2009 年 ESC/ERS PAH 指南修改相关内容。

【药品名称】　国际通用名（INN）：西他生坦。英文通用名：sitasentan。英文商用名：Thelin。

【循证医学】　西他生坦治疗 PAH 的随机、双盲、安慰剂对照研究（STRIDE-1 研究）显示，其可明显改善 PAH 患者的运动耐量和心功能分级。

2006 年 Barst 等公布了西他生坦治疗 PAH 的随机、双盲、对照、多中心研究结果（STRIDE-2 研究），该研究进一步证实一天 1 次口服 100mg 西他生坦可改善 PAH 患者的运动耐量和 WHO 心功能分级，且肝脏毒性较小。

2012 年 Sandoval 等报道的随机、双盲、安慰剂对照研究结果显示，口服 100mg 西他生坦组患者 6 分钟步行距离和 WHO 心功能分级均较安慰剂组改善，但口服 50mg 西他生坦组患者 6 分钟步行距离未见明显改善。100mg 组患者中未出现临床恶化现象，但出现头痛、外周水肿、头晕、恶心、四肢疼痛及疲劳等不良反应较多。说明口服 100mg 西他生坦可明显改善患者的心功能，且可耐受。

西他生坦最常见的不良反应是头痛（15%）、外周水肿（19%）和鼻充血（9%），其他不良反应有眩晕、失眠、恶心、上腹部疼痛、呕吐、消化不良、腹泻、乏力肌痉挛和凝血酶原降解时间延长等。

紧急撤市：2012 年 Chin 等报道因服用西他生坦引起重度肝炎的病例，考虑可能是由免疫介导或特殊机制引发的一种胆盐转运泵受抑制造成的，所以西他生坦的安全性再次引起争议。最终辉瑞公司撤回了西他生坦在美国的销售申请，并停止对该药开展的所有临床试验，因为这种药可能引起肝损伤，严重时可致患者死亡。在临床试验中，已有两例患者在服用这种药后死亡。但西他生坦既未在中国销售，也未进入中国的医学临床试验。辉瑞公司声明建议，服用西他生坦或正在参与这种药物临床试验的患者应尽快咨询医疗专家，在有其他药物可以选择的情况下，尽量不要服用西他生坦。

参 考 文 献

Cartin-Ceba R, Swanson K, Iyer V, et al. 2011. Safety and efficacy of ambrisentan for the treatment of portopulmonary hypertension. Chest , 139 (1): 109-114.

Channick RN1, Delcroix M2, Ghofrani HA3, et al. 2015. Effect of macitentan on hospitalizations: results from the SERAPHIN trial. JACC Heart Fail, 3 (1): 1-8.

Galiè N, Rubin L J, Hoeper M, et al. 2008. Treatment of patients with mildly symptomatic pulmonary arterial hypertension with bosentan (EARLY study): a double-blind, randomised controlled trial. Lancet, 371 (9630): 2093-2100.

Kaya M G, Lam Y Y, Erer B, et al. 2012. Long-term effect of bosentan therapy on cardiac function and symptomatic benefits in adult patients with Eisenmenger syndrome. J Card Fail, 18 (5): 379-384.

Keating G M. 2016. Macitentan: a review in pulmonary arterial hypertension. Am J Cardiovasc Drugs, 16 (6): 453-460.

Kuntz M, Leiva-Juarez M M, Luthra S. 2016. Systematic review of randomized controlled trials of endothelin receptor antagonists for pulmonary arterial hypertension. Lung, 194 (5): 723-732.

Pulido T, Adzerikho I, Channick RN, et al. 2013. Macitentan and morbidity and mortality in pulmonary arterial hypertension. N Engl J Med, 369 (9): 809-818.

Sandoval J, Torbicki A, Souza R, et al. 2012. Safety and efficacy of sitaxsentan 50 and 100 mg in patients with pulmonary arterial hypertension. STRIDE-4 investigators. Pulm Pharmacol Ther, 25 (1): 33-39.

Sidharta P N, Krähenbühl S, Dingemanse J. 2015. Pharmacokinetic and pharmacodynamic evaluation of macitentan, a novel endothelin receptor antagonist for the treatment of pulmonary arterial hypertension. Expert Opin Drug Metab Toxicol, 11 (3): 437-449.

Simonneau G, Galiè N, Jansa P, et al. 2014. Long-term results from the EARLY study of bosentan in WHO functional class II pulmonary arterial hypertension patients. Int J Cardiol, 15; 172 (2): 332-339.

Tahara N, Dobashi H, Fukuda K, et al. 2016. Efficacy and safety of a novel endothelin receptor antagonist, macitentan, in Japanese patients with pulmonary arterial hypertension. Circ J, 80 (6): 1478-1483.

Ventetuolo C E, Gabler N B, Fritz J S, et al. 2014. Are hemodynamics surrogate end points in pulmonary arterial hypertension? Circulation, 130 (9): 768-775.

三、磷酸二酯酶抑制剂

1. 西地那非 西地那非属于选择性 cGMP 特异性 5 型磷酸二酯酶抑制剂，起初上市用于勃起功能障碍（ED）的治疗，也可以治疗 PH。另外，其他剂量和剂型的西地那非可用于治疗勃起功能障碍，目前已经在临床广泛应用。2005 年 6 月美国 FDA 已获准西地那非用于 PH（PAH）的治疗。

【药品名称】　国际通用名（INN）：西地那非。中文商用名：万艾可。英文通用名：sildenafil citrate tablets。英文商用名：Viagra，Revatio。

【药理作用】　本品是治疗勃起功能障碍的口服药物。它是西地那非的柠檬酸盐，一种 cGMP 特异的 5 型磷酸二酯酶选择性抑制剂。

作用机制：阴茎勃起的生理机制涉及性刺激过程中阴茎海绵体内 NO 的释放。NO 激活鸟苷酸环化酶，导致 cGMP 水平增高，使得海绵体内平滑肌松弛，血液流入。西地那非对离体人海绵体无直接松弛作用，但能够通过抑制海绵体内分解 cGMP 5 型磷酸二酯酶来增强 NO 的作用。当性刺激引起局部 NO 释放时，西地那非抑制 5 型磷酸二酯酶可增加海绵体内 cGMP 水平，松弛平滑肌，血液流入海绵体。在没有性刺激时，推荐剂量的西地那非不起作用。

体外实验显示西地那非对 5 型磷酸二酯酶具有选择性。它对 5 型磷酸二酯酶的作用远较对其他已知的磷酸二酯酶强（是对 1 型磷酸二酯酶作用的 80 多倍、对 2 型磷酸二酯酶或 4 型磷酸二酯酶作用的 1000 多倍）。西地那非对 5 型磷酸二酯酶的选择性大约为对 3 型磷酸二酯酶的 4000 倍，由于后者与心肌收缩力的控制有关，故该特点有重要的意义。西地那非对 5 型磷酸二酯酶的作用约是对 6 型磷酸二酯酶作用的 10 倍。6 型磷酸二酯酶是存在于视网膜中的一种酶，西地那非对 6 型磷酸二酯酶的选择性相对较低是其在高剂量或高血浆浓度时出现色觉异常的原因。除人海绵体平滑肌外，在血小板、血管和内脏平滑肌及骨骼肌内也发现了低浓度的 5 型磷酸二酯酶存在。西地那非对这些组织中 5 型磷酸二酯酶的抑制可能是其增强 NO 抗血小板聚集作用（体外实验）、抑制血小板血栓形成（体内实验）及舒张外周动静脉（体内实验）的基础。

【药效学】　西地那非对勃起反应的作用：在对器质性或心理性勃起功能障碍患者进行的 8 个双盲、安慰剂交叉对照试验中，经硬度计测量勃起硬度和持续时间发现，服用西地那非后，性刺激引起的勃起较安慰剂组有改善。大多数试验在服药后约 60 分钟评估西地那非的药效。经硬度计测量发现，勃起反应一般随西地那非剂量和血浆浓度的增加而增强。一项测定药效持续时间的试验显示，药效可持续至 4 小时，但反应较 2 小时时弱。

西地那非对血压的影响：健康男性志愿者单剂口服西地那非 100mg，导致卧位血压下降（平均最大降幅 8.4/5.5mmHg）。服药后 1～2 小时血压下降最明显，服药后 8 小时则与安慰剂组无差别。25mg、50mg 或 100mg 西地那非对血压的影响相似，故这一作用与药物剂量和血药浓度无关。这种作用对同时服用硝酸酯类药物的患者影响更大。

西地那非可以抑制肺动脉平滑肌中 PDE-5 降解 cGMP 的作用,从而增加细胞内 cGMP 的含量以达到舒张血管的作用。对于肺动脉高压的患者,该药物引起的肺循环血管床扩张程度要远大于体循序血管床的扩张程度。

西地那非对心排血量的影响:在一个小规模的开放性、非对照前期试验中,8 例稳定性缺血性心脏病患者在 Swan-Ganz 导管监测下分 4 次静脉注射了总量为 40mg 的西地那非。试验结果表明,静息状态下,患者的收缩和舒张血压较基线时分别下降了 7% 和 10%。静息右心房压、肺动脉压、PAWP 和心排血量分别平均下降 28%、28%、20% 和 7%。尽管此静脉注射剂量下的血药浓度较健康男性志愿者单剂口服 100mg 西地那非的平均峰值血药浓度高 2~5 倍,但上述患者运动时的血流动力学应答仍存在。

西地那非对视觉的影响:单剂口服 100mg 和 200mg 药物后,经 Farnsworth-Munsell-100 色调检查发现有一过性蓝/绿颜色辨别异常,其发生与剂量相关,峰效应时间接近血药浓度峰值时间。这一现象与该药物对 6 型磷酸二酯酶的抑制作用一致。6 型磷酸二酯酶参与视网膜中的光传导。研究表明,服用 2 倍于最大推荐剂量的药物时,本品对视力、视网膜电流图、眼压和视乳头大小无影响。

【循证医学证据】 西地那非在 PAH 中应用的临床研究最早是在 1998~2000 年进行的 Pfizer study 小样本安慰剂对照临床研究,旨在评价静脉注射不同剂量西地那非对 PH 患者的疗效。结果表明,西地那非可以选择性降低肺动脉、肺静脉高压或肺缺氧性高压患者的肺动脉压和肺循环阻力。

2000 年 Prasad 等报道了一例重度 PAH 患者长期大剂量给予西地那非(100mg,每天 5 次)可以改善其症状和减轻肺动脉收缩压。同年 Abrams 等报道将西地那非应用于一例儿童 PH 患者后其运动耐量得到明显改善。

2002 年 Ghofrani HA 等开展了一项单中心随机对照、开放试验,旨在评价 NYHA 心功能分级 Ⅲ 级以上的 PH 患者西地那非与伊洛前列素合用时的有效性及安全性,共纳入 30 例重度 PH 患者(均吸入 NO 和伊洛前列素雾化),随机分为联用 12.5mg、50mg 的西地那非组,结果表明合用西地那非可以明显改善重度 PH 患者症状和血流动力学指标,并且其有效性呈剂量依赖性,而且其扩血管的作用仅仅局限在肺循环中,作用强度也远远大于只吸入 NO 和伊洛前列素组。以上研究为随后的大样本 RCT 研究打下了基础。

2005 年 SUPER-1(sildenafil use in pulmonary hypertension,西地那非在肺动脉高压的应用)研究是一项前瞻性、大样本、国际多中心、随机、双盲、安慰剂对照临床研究,共纳入 277 例主要为结缔组织病相关性 PH 和外科矫正术后先天性心脏病合并 PH 的患者,绝大多数患者 NYHA 心功能分级 Ⅱ~Ⅲ 级,随机分为

20mg、40mg 或 80mg 西地那非组或安慰剂组，连续服用 12 周，主要评价指标有 6 分钟步行距离、肺动脉压力及 WHO 心功能分级，最终结果表明 20mg、40mg、80mg 西地那非治疗组患者 6 分钟步行距离较安慰剂组分别增加 45 米、46 米、50 米，各剂量组患者心功能分级至少改善 1 级，肺血流动力学较安慰剂组亦有改善，3 年随访显示，60% 的患者心功能状态稳定或改善，46% 的患者 6 分钟步行距离稳定或改善，18% 的患者加用第二种治疗 PH 的药物，3 年生存率为 79%，西地那非组常见的不良反应有头痛、面色潮红、消化不良。此外，在结束双盲阶段后，259 例患者进入为期一年的无对照额外治疗期（SUPER-2），西地那非也呈现出良好的治疗效果。

不同剂量西地那非治疗 PAH 的有效性研究：2008 年另一项不同剂量西地那非治疗 PAH 的多中心、随机双盲、平行对照临床研究共纳入 219 例 PAH 患者，临床研究于 2010 年 5 月因明确疗效提前结束，该研究随机分为 1mg，tid、5mg，tid、20mg，tid 及安慰剂组，研究结果表明，5mg，tid 及 20mg，tid 西地那非组 6 分钟步行距离较 1mg，tid 组及安慰剂组明显改善。

联合应用其他治疗 PAH 药物的研究：西地那非联用依前列醇治疗肺动脉高压安全性与有效性的研究（the efficacy and safety of sildenafil citrate used in combination with intravenous epoprostenol in PAH）是一项多中心、随机、双盲、平行对照临床研究（2013 年），旨在评价长期应用静脉依前列醇加用西地那非治疗 PH 的有效性及安全性。该研究共纳入 267 例 PAH 患者，随机分为 20mg、40mg、80mg 西地那非组和安慰剂对照组，16 周的治疗结束后，评价 6 分钟步行距离、PAPm 及 WHO 心功能分级等指标。研究结果表明，对于长期应用静脉依前列醇的 PAH 患者加用西地那非可以明显改善 6 分钟步行距离（较安慰剂组增加 26 米）和降低 PAPm（较安慰剂组降低 3.9mmHg），并且西地那非组患者临床恶化发生率明显低于安慰剂组且发生时间延长。

西地那非联用波生坦治疗 PH 的临床研究（assess the efficacy and safety of sildenafil when added to bosentan in the treatment of pulmonary arterial hypertension）是一项多中心、随机双盲、前瞻性临床研究（2014 年），共纳入 103 例服用波生坦至少 3 个月的 PAH 患者，随机分为 20mg 西地那非组与安慰剂组。研究结果表明，联用 20mg 西地那非组患者的 6 分钟步行距离并不高于单独使用波生坦组。

西地那非治疗儿童 PAH：STARTS-1 研究（study of sildenafil in children with pulmonary arterial hypertension，西地那非在儿童肺动脉高压中的应用研究）是一项多中心、随机双盲、平行对照的临床研究（2014 年）。该研究共纳入 235 例 1~17 岁的 PH 患者，随机分为低剂量、中等剂量、高剂量西地那非组及安慰剂组，主要指标有峰值摄氧量、PAPm、肺循环阻力及 WHO 心功能分级等。结果显示西地那非可改善儿童 PH 患者的血流动力学和运动耐量。

STARTS-2 研究进一步评价了西地那非单药口服对儿童 PH 患者长期存活率的影响，结果表明不同剂量均可获得良好的存活率，但以上两个研究均发现高剂量的西地那非会增加患儿的死亡率（HR = 3.5），同时低、中剂量西地那非的峰值氧摄取量改善并不明显，故 2012 年 8 月及 2016 年 1 月 FDA 分别发出儿童 PAH 患者慎用西地那非的警告，但同时 FDA 也申明并非绝对禁忌，需临床医师结合患儿病情仔细权衡风险与获益后决定是否使用。

2005 年美国 FDA 和欧洲药品评估局（The European Agency for the Evaluation of Medicinal Products，EMEA）分别批准用于治疗 PAH 的西地那非上市，商品名为 Revatio，每天口服 3 次，每次 20mg。西地那非上市后，迅速成为治疗轻度 PAH 的首选药物。对中、重度 PAH 患者可联合应用西地那非和内皮素受体拮抗药或西地那非和前列环素类似物。

2009 年 ESC/ERS PAH 诊治指南、2009 年 ACCF/AHA 专家共识、2013 年法国尼斯世界 PAH 会议中的 PAH 诊治指南及 2014 年 ESC/ERS 肺动脉高压诊治指南均将西地那非列为重点推荐药物。美国和加拿大均已批准西地那非用于治疗 NYHA 心功能分级 Ⅱ ~ Ⅳ级的 PH，而欧洲批准用于 NYHA 心功能分级 Ⅱ ~ Ⅲ级的 PH。西地那非在中国还没有注册治疗 PH 的适应证，但由于其治疗费用相对于波生坦和吸入性伊洛前列素低廉，且耐受性良好，因此在我国 PH 患者中使用较为普遍。目前已发表数个研究评价西地那非治疗中国人 PH 特别是 Eisenmenger 综合征合并 PH 的疗效和安全性。该研究结论和国际临床研究结论一致。

【药物代谢动力学】 西地那非口服后吸收迅速，绝对生物利用度约为 40%。其药物代谢动力学参数在推荐剂量范围内与剂量成比例。消除以肝脏代谢为主（细胞色素 P450 同工酶 3A4 途径），生成一有活性的代谢产物，其性质与西地那非近似，细胞色素 P450 同工酶 3A4（CYP450 3A4）的强效抑制剂（如红霉素、酮康唑、伊曲康唑）及细胞色素 P450（CYP450）的非特异性抑制物如西咪替丁与西地那非合用时，可能会导致西地那非血浆水平升高。西地那非及其代谢产物的消除半衰期约为 4 小时。空腹状态给予 25 ~ 100mg 时，约 1 小时内达最大血浆浓度（C_{max}）127 ~ 560ng/ml。西地那非或其主要代谢产物 N-去甲基（N-desmethyl）代谢产物对 5 型磷酸二酯酶选择性强度约为 50%，血浆蛋白结合率为 96%。在西地那非达最大血浆浓度时，游离西地那非 C_{max} 为 22ng/ml。口服或静脉给药后，西地那非主要以代谢产物的形式经粪便排泄（约为口服剂量的 80%），小部分经尿排泄（约为口服剂量的 13%）。

特殊人群的药物代谢动力学：健康老年志愿者（≥65 岁）的西地那非清除率降低，游离血药浓度比年轻健康志愿者（18 ~ 45 岁）约高 40%。

肾功能不全：有轻度（肌酐清除率为 50~80ml/min）和中度（肌酐清除率为 30~49ml/min）肾损害的志愿受试者，单剂口服西地那非 50mg 的药物代谢动力学没有改变。重度肾损害（肌酐清除率≤30ml/min）的志愿受试者，西地那非清除率降低，与无肾脏受损的同年龄组志愿者相比，AUC 和 C_{max} 几乎加倍。

肝功能不全：肝硬化（Child-Pugh 分级 A 级和 B 级）志愿受试者的西地那非清除率降低，与同年龄组无肝损害的志愿者相比，AUC 和 C_{max} 分别增高 84% 和 47%。因此，年龄 65 岁以上、肝功能损害、重度肾功能损害会导致血浆西地那非水平升高。这类患者的起始剂量以 25mg 为宜。

【适应证】　2005 年 6 月美国 FDA 已获准西地那非用于 PH（PAH）的治疗：①用于改善成年 PH（PAH）患者运动耐量和延缓临床恶化；②用于 NYHA 心功能分级 Ⅱ~Ⅲ 级患者的短期（12~16 周）治疗；③用于主要病因是 IPAH（71%）或与结缔组织病（25%）相关的 PAH 患者；④适用于治疗有 WHO Ⅱ级或Ⅲ级症状的 PH 患者；⑤治疗勃起功能障碍。

【用法与用量】　①治疗 PH。口服制剂：5mg 或 20mg，每天 3 次，每隔 4~6 个小时服用一次。静脉制剂：2.5mg 或 10mg，每天 3 次静脉注射。②治疗勃起功能障碍。对于大多数患者，推荐剂量为 50mg，在性活动前约 1 小时服用，但在性活动前 0.5~4 小时内的任何时候服用均可。基于药效和耐受性，剂量可增加至 100mg（最大推荐剂量）或降低至 25mg。每天最多服用 1 次。

下列因素与血浆西地那非水平（AUC）增加有关：年龄 65 岁以上（增加 40%）、肝脏受损（如肝硬化，增加 80%）、重度肾损害（肌酐清除率<30ml/min，增加 100%）、同时服用强效细胞色素 P450 3A4 抑制剂（酮康唑、伊曲康唑增加 200%）、红霉素增加 182%、saquinavir 增加 210%。由于血浆水平较高可能同时增加药效和不良事件的发生率，故这些患者的起始剂量以 25mg 为宜。

研究表明，HIV 蛋白酶抑制剂 Ritonavir 可使西地那非血药水平显著增高（AUC 增加了 11 倍）。鉴于此，建议服用 Ritonavir 的患者，每 48 小时内用药剂量最多不超过 25mg。

西地那非的主要适应证为阴茎勃起功能障碍，以及肺高压与高山症等。

在实际应用中，一些保健品生产厂商在其产品中加入西地那非成分以期令使用者获得更加明显的效果，由于对在保健品中使用西地那非的用量没有严格的控制，因而可能会对使用者产生不良影响。

【不良反应】　在几乎所有的临床研究报告中，西地那非的不良反应主要为头痛、面部潮红、消化不良。在一组 4274 例试验报告中，不良反应出现率分别为头痛 10%、颜面潮红 9%、消化不良 6%、呼吸道感染 6%。所有报告中无一例异常勃起报道。不良反应的程度又分为轻度、中度、重度三类。在心血管不良反应方面，18 组 4274 例的临床报告显示 78% 是轻微的、16% 为中度、6% 为重度。

Steers MD 等总结了 361 例严重勃起功能障碍患者口服西地那非的双盲、安慰剂对照、固定剂量及可调节剂量研究结果：性生活前 1 小时服用西地那非或安慰剂 50～100mg，疗程为 8 周，并用勃起功能国际指标分析其效果，有效率为 46%～73%。Goldstein 等观察了 531 例器质性、功能性、混合型勃起功能障碍使用西地那非的效果和安全性，其中有的患者合并有高血压、高血脂、糖尿病、心肌缺血等疾病，有的患者曾接受根治性前列腺切除术。在 24 周的剂量反应试验中，勃起功能的提高与西地那非剂量相关。在性交次数的变化上：25mg、50mg、100mg 组分别比基础水平增加 60%、84%、100%。勃起时间分别比基础水平增加 121%、133%、130%；在 12 周的可调节剂量试验中，69% 的患者能成功完成性交，而安慰剂对照组为 22%。

Giuliano F 等报道了另一组 178 例因脊髓损伤导致勃起功能障碍的患者服用西地那非后，83% 的患者勃起功能增强，80% 的患者性交能力增强，治疗组性交成功率为 55%，而安慰剂对照组为 0。

Wabger G 等报道 65 岁以上和 65 岁以下勃起功能障碍患者服用相同剂量西地那非的治疗效果一致。

【禁忌证】 服用任何剂型硝酸酯类药物的患者，无论是规律服用还是间断服用，均为禁忌证。对西地那非中任何成分过敏的患者禁用。

【注意事项】 西地那非的不良反应通常轻微且不会持续很久。有些不良反应在服用高剂量西地那非时常发生。

慎用：①色素视网膜炎或其他视网膜畸形的患者（因少数患者可能有视网膜磷酸二酯酶的遗传性基因异常）；②最近 6 个月内曾发生心肌梗死、脑卒中、休克或致死性心律失常患者；③低血压或高血压、心力衰竭、缺血性心脏病患者；④出血性疾病或处于消化性溃疡活动期的患者；⑤可引起阴茎异常勃起的疾病（如镰形细胞性贫血、多发性骨髓瘤、白血病）患者；⑥阴茎解剖畸形（如阴茎弯曲、阴茎海绵体纤维变性或硬结）者。

药物对儿童的影响：西地那非不适用于儿童（尤其是新生儿）。

药物对老年人的影响：有研究表明，健康老年志愿者（≥65 岁）对西地那非的清除率降低，AUC 增加 40%。鉴于血药浓度较高可能增加不良反应，故西地那非起始剂量应减小。

药物对妊娠的影响：美国食品药品管理局（FDA）对西地那非的妊娠安全性分级为 B 级。

药物对哺乳的影响：西地那非是否随乳汁分泌尚不明确。

西地那非不适用于妇女。

给予西地那非治疗 ED 的同时，应对其相关病因进行治疗。此外，在没有性刺激时，西地那非的推荐剂量不起作用。

西地那非引起的仰卧位血压短暂性降低通常对大多数患者可以忽略，但仍要仔细斟酌这种血管舒张效应是否会给低血压或其他心血管疾病患者带来不良后果，尤其是在性活动时（在已有心血管危险因素存在时，性活动对心脏有潜在的危险）。因此对于已有心血管疾病的患者，不宜使用西地那非治疗勃起功能障碍。

在性活动开始时，若出现心绞痛、头晕、恶心等症状，须终止性活动。

用药后若阴茎持续勃起超过 4 小时，应给予相应治疗；若异常勃起未得到及时处理，阴茎组织可能受到损害并导致永久性的勃起功能丧失。

其他治疗勃起功能障碍的方法与西地那非合用的安全性和有效性尚待研究，故暂不推荐联合用药。

患者服用西地那非后，何时可以安全服用硝酸酯类药物，目前尚不清楚。

有研究表明，健康志愿者单次剂量增至 800mg，不良反应与低剂量时相似，但发生率增加。当用药过量时，应根据需要采取常规支持疗法。由于西地那非与血浆蛋白结合率高，且不从尿中清除，因此血液透析不会增加清除率。

肺静脉闭塞病：目前西地那非治疗肺动脉高压的相关研究并未纳入肺静脉闭塞病（pulmonary vascular occlusive disease，PVOD）病因的 PAH，而且由于西地那非的血管扩张作用，可能引起肺静脉一过性水肿加重 PVOD 的病情，所以不建议 PVOD 患者应用西地那非。

鼻出血：结缔组织病相关的肺动脉高压患者服用西地那非后，鼻出血发生率明显增加为 13%，而原发性肺动脉高压患者并不增加鼻出血风险（3%，安慰剂 2%）。同时在服用西地那非的 PAH 患者合用维生素 K 拮抗剂华法林等药物亦可增加鼻出血风险（9% vs. 2%）。所以对于高出血风险的 PAH 患者，西地那非的安全性暂时未知。

视觉损失：既往的研究表明，5 个半衰期的西地那非会增加急性非动脉炎性前部缺血性视神经病变（NAION）的发病率，但目前仍缺乏直接的证据，所以对于 NAION 多危险因素（>50 岁、糖尿病、高血压、冠心病、高血脂、吸烟等）的 PAH 患者，需综合考虑利与弊。另对于已有一侧眼睛出现 NAION 的患者，更需讨论另一侧出现 NAION 的概率，以决定西地那非等药物的应用。因视网膜色素变性的 PAH 患者应用西地那非的相关安全性数据暂缺，所以治疗该类型的患者需谨慎，而且对于视网膜磷酸二酯酶遗传疾病的患者，西地那非的应用需更加谨慎。

听力损失：上市后的临床研究中可见听力损失的报道，但无证据表明听力损失与西地那非直接相关。

与其他 PDE-5 抑制剂合用：目前暂无与 PDE-5 抑制剂合用的研究，所以不推荐与其他 PDE-5 抑制剂联用。

【孕妇及哺乳期妇女用药】　美国食品药品管理局（FDA）对西地那非的妊娠安全性分级为 B 级。

对妊娠的影响：给予妊娠的小鼠或兔子等动物相当于人类西地那非推荐剂量 32 倍或 68 倍的药物后，未见到致畸和胎儿毒性。暂无分娩期孕妇应用西地那非的研究。

对哺乳的影响：哺乳期乳汁中是否含有西地那非及其活性产物未知，但鉴于大部分药物乳汁中都含有，所以对于哺乳期的患者应用西地那非需谨慎。西地那非是否随乳汁分泌尚不明确。

【儿童用药】　一项儿童 PAH 应用西地那非的研究表明，口服西地那非 16 周并不能达到预期的运动耐量改善，而且随访 4 年后发现，随着剂量的增加，儿童死亡率增加，所以对于儿童 PAH，不建议长期服用。

【老年患者用药】　健康老年志愿者（≥65 岁）的西地那非清除率降低。血药浓度较高，可能同时增加不良事件的发生，故起始剂量以 25mg 为宜。

【药物相互作用】　其他药物对西地那非的作用如下所示。

体外实验：本品代谢主要通过细胞色素 P450 3A4（主要途径）和 2C9（次要途径），故这些同工酶的抑制剂会降低西地那非的清除。

体内实验：健康志愿者同时服用本品 50mg 和西咪替丁（一种非特异性细胞色素 P450 抑制剂）800mg，导致血浆内西地那非浓度增高 56%。

单剂西地那非 100mg 与细胞色素 P450 3A4 的特异性抑制剂红霉素（500mg，每天 2 次，共 5 天达到稳态）合用时，西地那非的 AUC 升高 182%；单剂西地那非 100mg 与另一种 CYP450 3A4 抑制剂 HIV 蛋白酶抑制剂 Saquinavir 合用，达到稳态时（1200mg，每天 3 次），后者的 C_{max} 提高 140%，AUC 增加 210%，西地那非不影响后者的药物代谢动力学；酮康唑、伊曲康唑等更强效的 CYP450 3A4 抑制剂，上述作用可能更大；当与 CYP450 3A4 抑制剂（如酮康唑、红霉素、西咪替丁）合用时，西地那非的清除率降低。可以预测同时服用 CYP450 3A4 的诱导剂（如利福平）将降低血浆西地那非的水平。

单剂抗酸药（氢氧化铝/氢氧化镁）对本品的生物利用度无影响；CYP450 2C9 抑制剂（如甲苯磺丁脲、华法林）、CYP450 2D6 抑制剂（如选择性 5-羟色胺再摄取抑制剂、三环抗抑郁药）、噻嗪类药物及噻嗪类利尿剂、血管紧张素转换酶抑制剂、钙离子通道阻滞剂等对西地那非的药物代谢动力学无影响。

襻利尿剂和保钾利尿剂可使西地那非活性代谢产物（N-去甲基西地那非）

的 AUC 增加62%，而非选择性 β 受体拮抗剂使其增加102%。这些对西地那非代谢产物的影响不会引起临床变化。

西地那非对其他药物的作用如下所示。

体外实验：本品是一种细胞色素 P450 1A2、2C9、2C19、2D6、2E1 和 3A4（IC50>150μM）的弱抑制剂。由于服用推荐剂量西地那非后其 C_{max} 约为1μM，故西地那非不会改变这些同工酶作用底物的清除。

体内试验：高血压患者同时服用西地那非（100mg）和氨氯地平 5mg 或 10mg，仰卧位收缩压平均进一步降低 8mmHg，舒张压平均进一步降低 7mmHg。未发现经 CYP450 2C9 代谢的甲苯磺丁脲（250mg）和华法林（40mg）与西地那非有明显的相互作用。西地那非（50mg）不增加阿司匹林（150mg）所致的出血时间延长。健康志愿者平均最大血浆乙醇浓度为 0.08% 时，西地那非（50mg）不增强乙醇的降压作用。西地那非（100mg）不影响 HIV 蛋白酶抑制剂 Saquinavir、Ritonavir 稳态时的药物代谢动力学，后两者都是 CYP450 3A4 的底物。

【药物过量】　当发生药物过量时，应根据需要采取常规支持疗法。因西地那非与血浆蛋白结合率高，故肾脏透析不会增加清除率。

【制剂与规格】　蓝色菱形薄膜包衣片剂：25mg/片、50mg/片和100mg/片。

【储藏】　西地那非片剂、静脉制剂储藏温度为 15～30℃，最佳温度范围为 20～25℃。

2. 伐地那非　伐地那非属于高选择性 5 型磷酸二酯酶抑制剂，起初用于治疗勃起功能障碍。目前亦用于治疗 PH。

2011 年 10 月美国 FDA 已获准伐地那非用于 PH（PAH）的治疗。

【药品名称】　国际通用名（INN）：伐地那非。中文商用名：艾力达。英文通用名：vardenafil。

【药理作用】　阴茎勃起是涉及阴茎海绵体及其相关小动脉血管平滑肌松弛的血流动力学过程。在性刺激过程中，阴茎海绵体内的神经元末梢释放 NO，NO 激活平滑肌细胞的鸟苷酸环化酶，使细胞内 cGMP 水平增加，最终导致平滑肌松弛，增加阴茎内的血流量。

cGMP 特异性 5 型磷酸二酯酶是存在于人体阴茎海绵体上最主要的磷酸二酯酶。伐地那非通过抑制人体阴茎海绵体内降解 cGMP 的 5 型磷酸二酯酶，增加性刺激作用下海绵体局部内源性的 NO 释放，从而增强性刺激的自然反应。

酶的纯化试验表明，伐地那非是一种高效、高选择性的 5 型磷酸二酯酶抑制剂，其对人 5 型磷酸二酯酶的 IC_{50} 为 0.7nM。

伐地那非对 5 型磷酸二酯酶的抑制作用远远高于对其他磷酸二酯酶的作用

（是 6 型磷酸二酯酶的 15 倍，1 型磷酸二酯酶的 130 倍，11 型磷酸二酯酶的 300 倍，2、3、4、7、8、9、10 型磷酸二酯酶的 1000 倍）。在体外实验中，伐地那非通过增加离体人阴茎海绵体的 cGMP 水平来松弛平滑肌。

在清醒的兔实验中，伐地那非使阴茎勃起的作用依赖于内源性 NO 合酶的水平，且该作用能被 NO 供体加强。

勃起反应：一项有安慰剂对照的 Rigiscan 研究显示，部分受试者在服用伐地那非 20mg 15 分钟后阴茎就能充分勃起并完成插入（≥60% 硬度）。所有服用伐地那非的受试者与安慰剂组相比，阴茎的勃起反应在给药 25 分钟后具有显著性差异。

毒理研究如下所示。

急性毒性：大鼠的 LD_{50} 是 190mg/kg，光镜、电镜及视觉检查等均未发现药物对视觉的影响。

长期毒性：大鼠和犬的最大无毒剂量（NOEL）均为 3mg/kg。此外，动物均表现出与 5 型磷酸二酯酶相关的心血管毒性，大鼠还表现出与磷酸二酯酶相关的胰腺、外分泌腺和甲状腺毒性。

遗传毒性：离体鼠伤寒沙门菌回复突变实验、哺乳动物细胞 HPRT 突变实验、染色体畸变实验及在体小鼠微核实验均未发现伐地那非具有基因毒性和致突变性。

生殖毒性：大鼠和家兔经口给予伐地那非，未见伐地那非对动物生育力和胚胎发育产生影响。

致癌作用：大鼠和小鼠分别连续 24 个月经口给予伐地那非，给药剂量按体表面积折算分别为临床推荐最大用药剂量 20mg 的 225 倍和 450 倍，按 AUC 折算分别为临床推荐最大用药剂量 20mg 的 360 倍和 25 倍，此时未见伐地那非具有致癌性。

【循证医学证据】 一项双盲、安慰剂对照、可调整剂量的外伤性脊髓损伤所引起的勃起功能障碍患者临床试验表明，伐地那非对改善勃起功能具有显著的临床价值和统计学意义。与安慰剂组相比，伐地那非能显著改善勃起功能评分、勃起完成成功性交率及阴颈硬度。伐地那非组患者恢复至正常 IIEF 评分（≥26）的人数为 53%，而安慰剂组为 9%。治疗 3 个月后，服用伐地那非的患者成功勃起率和成功性交率分别为 76% 和 59%，而安慰剂组分别为 41% 和 22%，具有临床和统计学显著差异（$P<0.001$）。在这个对常规治疗疗效欠佳的人群中，完成 3 个月的治疗后，服用伐地那非的患者基于 GAQ 的改善勃起功能有效率为 83%，安慰剂组仅为 26%。

一项随机、对照研究纳入了 66 例初始治疗的 PAH 患者，结果表明，伐地那非 5mg bid 可显著改善 PAH 患者及运动耐量、血流动力学水平，并延长从治疗到症状恶化的时间。

QT 间期延长：一项对 44 位健康志愿者进行的独立上市后研究表明，当单剂量伐地那非 10mg 或单剂量西地那非 50mg 与能延长 QT 间期的加替沙星 400mg 合用时，与单药相比，伐地那非和西地那非均出现 QTc 间期（Fridericia 方法）延长累积的作用（伐地那非 4ms，西地那非 5ms）。QT 变化的临床影响尚不清楚。

对视觉的影响：在另一项双盲、安慰剂对照临床试验中，受试者至少服用 15 次 20mg 伐地那非或安慰剂达 8 周以上，用 ERG 和 FM-100 检查给药后 2 小时、6 小时和 24 小时的视网膜功能，与安慰剂相比，在健康男性中伐地那非对视网膜功能并无显著影响。

对精子活动度和形态的影响：在一项安慰剂对照、日服伐地那非 20mg 共 6 个月的临床试验中，未发现伐地那非对精子浓度、数量、活动度或形态有影响。另外，伐地那非对睾酮、黄体生成素或促卵泡激素的血清水平也无影响。

【药物代谢动力学】　吸收：伐地那非口服给药后迅速吸收，禁食状态下最快 15 分钟达到 C_{max}，T_{max}90% 为 30～120 分钟（平均为 60 分钟）。由于显著的首过效应，口服伐地那非的平均绝对生物利用度大约是 15%。在推荐剂量 5～20mg 范围内，口服伐地那非后，AUC 和 C_{max} 的增加几乎与剂量增加成正比。伐地那非与高脂饮食（脂含量 57%）同时摄入时，伐地那非的吸收率降低，T_{max} 延长 60 分钟，C_{max} 值平均降低 20%，但 AUC 不受影响。伐地那非与普通饮食（脂含量 30%）同时摄入时，其药物代谢动力学参数（C_{max}、T_{max} 和 AUC）不受影响。因此，伐地那非和食物同服或单独服用均可。

分布：伐地那非达到稳态时平均分布容积为 208L。伐地那非及其主要活性代谢物 M1 与人血浆蛋白高度结合（约为 95%），这种结合和药物总浓度无关且可逆。健康志愿者服用伐地那非 90 分钟后精液中药物浓度不超过服用剂量的 0.000 12%。

代谢：伐地那非主要通过肝脏酶系 CYP3A4 同工酶代谢，小部分通过 CYP3A5 和 CYP2C9 同工酶代谢。伐地那非血浆消除半衰期为 4～5 小时。体内伐地那非主要的循环代谢物（M1）来自哌嗪柠檬酸盐脱乙基，然后 M1 继续代谢。M1 的血浆消除半衰期与原形药相似，约为 4 小时。在体循环中，部分 M1 为结合型葡萄糖醛酸苷。血浆中非葡萄糖醛酸苷的 M1 约占原形药成分的 26%。代谢物 M1 具有与伐地那非相似的磷酸二酯酶选择性，在体外试验中，M1 抑制 5 型磷酸二酯酶的作用约为伐地那非的 28%，占药效的 7%。

排泄：伐地那非在体内的总清除率为 56L/h，其终末半衰期为 4～5 小时。口服用药后，伐地那非以代谢物的形式排泄，大部分通过粪便排泄（91%～

95%），小部分通过尿液排泄（2%~6%）。

特殊人群药代动力学如下所示。

老年人：老年志愿者的伐地那非肝脏清除率（≥65 岁）和中青年志愿者（≤45 岁）相比显著降低。老年男性的 AUC 高于青年男性52%，这在临床试验的变异范围内。在安慰剂对照临床试验中，老年人和青年人的伐地那非安全性和有效性无差异。

肾功能不全患者：轻度（肌酐清除率 CL_{Cr}：50~80ml/min）、中度（CL_{Cr}：30~50ml/min）肾损害患者伐地那非药物代谢动力学与肾功能正常对照组相似。重度肾损害志愿者（CL_{Cr}：30ml/min）和无肾损害志愿者相比平均 AUC 增加21%，平均 C_{max} 降低23%。

肌酐清除率（CL_{Cr}）与伐地那非的血浆暴露（AUC 和 C_{max}）无明显的相关性。对于需要透析治疗的肾损害患者，伐地那非的药物代谢动力学研究尚未进行。

肝功能不全患者：轻度到中度肝损害患者（Child-PughA）伐地那非的清除率降低与肝损害的程度成正比。与健康对照相比，轻度肝损害（Child-PughA）患者伐地那非的 AUC 增加17%，C_{max} 增加22%。中度肝损害（Child-PughB）患者伐地那非的 AUC 增加160%，C_{max} 增加130%。重度肝损害（Child-PughC）患者伐地那非的药物代谢动力学尚未研究。

【适应证】 男性阴茎勃起功能障碍。2011 年美国 FDA 批准本品可适用于治疗有 WHO Ⅱ级或Ⅲ级症状的 PH 患者。

【用法与用量】 治疗勃起功能障碍：推荐开始剂量为 10mg，在性交之前 25~60 分钟服用。在临床试验中，性交前 4~5 小时服用仍显示药效。最大推荐剂量使用频率为每天 1 次。伐地那非和食物同服或单独服用均可。需要性刺激作为本能的反应进行治疗。

剂量范围：根据药效和耐受性，剂量可以增加到 20mg 或减少到 5mg。最大推荐剂量是每天 20mg。

治疗 PAH：口服。推荐初始剂量 5mg，bid。

【不良反应】 在全球临床试验中，超过 9500 例患者服用了伐地那非，其耐受性良好。发生不良事件通常是一过性、轻度到中度。

安慰剂对照临床试验：按推荐剂量服用伐地那非时，安慰剂对照临床试验报道了下述不良反应。

上市后服用伐地那非进行性活动时，曾报道心肌梗死（MI）的发生，但无法确定心肌梗死与伐地那非，或与性活动，或与患者潜在的心血管疾病，或与这些因素综合作用直接相关。

5 型磷酸二酯酶抑制剂（包括伐地那非在内）上市后，曾有报道极少数患者非动脉炎性前部缺血性视神经病变（NAION）。NAION 是一种可导致视力下降甚至永久失明的疾病。这些患者中大多数但非全部，存在易发生 NAION 的解剖或血管危险因素，包括：小杯盘比（小视乳头）、年龄超过 50 岁、糖尿病、高血压、冠心病、高脂血症、吸烟。上述事件是否与 5 磷酸二酯酶抑制剂的使用或患者潜在的血管危险因素或解剖缺陷，或是这些因素的联合作用，亦或其他因素直接相关尚不能确定。

曾有报道极少数患者发生视觉障碍，包括失明（暂时性或永久性）。这些事件是否与 5 型磷酸二酯酶抑制剂的使用、患者潜在的血管危险因素或解剖缺陷，或是这些因素的联合作用，亦或其他因素直接相关尚不能确定。

本品上市后及临床试验中，曾有报道少数患者可导致突发性耳聋或听力丧失。这些事件是否与伐地那非的使用、患者潜在的听力丧失危险因素，或是这些因素的联合作用，亦或其他因素直接相关尚不能确定。

【禁忌证】　①对药物的任何成分（活性或非活性成分）有过敏症状的患者禁用。②与磷酸二酯酶抑制剂在 NO/cGMP 通路的作用相同，5 型磷酸二酯酶抑制剂可能增强硝酸盐类药物的降压效果。因此，服用硝酸盐类或 NO 供体治疗的患者避免同时使用伐地那非。③避免与 HIV 蛋白激酶抑制剂印地那韦或利托那韦和伐地那非同时使用，因为它们是强效 CYP3A4 抑制剂。

【注意事项】　伐地那非的扩血管特性可能导致血压暂时性的轻度降低。伴左心室流出障碍，如主动脉狭窄和特发性肥厚性主动脉瓣下狭窄的患者可对扩血管药物包括 5 型磷酸二酯酶抑制剂敏感。由于具有潜在的心脏危险性，不推荐心脏病患者进行性交，因此他们通常不能使用治疗勃起障碍的药物。

一项 59 例健康男性受试者服用伐地那非对 QT 间期影响的研究表明，治疗剂量（10mg）和超剂量（80mg）的伐地那非导致 QTc 间期延长。一项上市后的研究表明，当伐地那非和另一种影响 QT 间期的药物合用时，与各药单独使用相比，对 QT 间期的影响具有累积作用。因此，对于具有 QT 间期延长病史或服用延长 QT 间期药物的患者，在临床应用伐地那非时须考虑到这一点。先天性 QT 间期延长（长 QT 综合征）的患者和服用 I A 类（如奎尼丁、普鲁卡因胺）或Ⅲ类（如胺碘酮、索他洛尔）抗心律失常药物的患者应避免服用伐地那非。

对于阴茎具有解剖畸形（如成角、海绵体纤维化、Peyronie's 病），或者阴茎勃起无法消退（如镰状细胞病、多发性骨髓瘤和白血病）的患者，治疗其勃起障碍时需谨慎用药。

联合使用其他治疗勃起障碍的方法时，伐地那非的安全性和疗效尚未研究，因此不推荐联合使用。

对于具有下列情况的患者，伐地那非的安全性尚未研究，除非有进一步的资料才推荐使用伐地那非：严重肝病、需透析的晚期肾病、低血压（静息收缩压90mmHg）、近期患有脑卒中或心肌梗死（6个月内）、不稳定型心绞痛、家族退行性眼部疾病如色素性视网膜炎。

曾有报道短暂的失明及非动脉炎性前部缺血性视神经病变与服用伐地那非及其他5型磷酸二酯酶抑制剂有关，应建议患者在出现突然失明的情况下停止服用伐地那非，并立即诊治。

伐地那非未应用于患有出血异常或消化性溃疡活动期的患者。因此，只有在进行谨慎的利益–风险评估后才能使用。

伐地那非单独使用或与阿司匹林联合使用对出血时间没有影响。

人血小板体外试验表明，单独使用伐地那非不会抑制多种血小板因子诱导的血小板凝集。超剂量治疗时，观察到伐地那非轻微地增强硝普钠、NO供体的抗凝作用，呈浓度依赖性。伐地那非合用肝素对大鼠的出血时间无影响，但其相互作用未在人体中进行研究。

驾驶和操作机械设备的能力：驾驶和操作机械之前患者应考虑到自身对伐地那非的反应。

【孕妇及哺乳期妇女用药】 不适于孕妇及哺乳期妇女用药。

【儿童用药】 儿童（出生至16岁）：伐地那非不适用于儿童。

【老年患者用药】 老年患者（≥65岁）伐地那非的清除率减少，起始剂量考虑为5mg。

【药物相互作用】 CYP抑制剂：伐地那非主要通过肝脏酶系经由细胞色素（CYP）P450 3A4同工酶代谢，CYP3A5和CYP2C同工酶在其代谢中起一定的作用。因此，这些酶的抑制剂可以减少伐地那非的清除。

西咪替丁：在健康志愿者中，联合使用伐地那非（20mg）和非特异性细胞色素P450抑制剂西咪替丁（400mg，每天2次），不影响伐地那非的AUC和C_{max}。

红霉素：在健康志愿者中，联合使用伐地那非（5mg）和CYP3A4抑制剂红霉素（500mg，每天3次），可使伐地那非的AUC和C_{max}分别增加300%和200%。

酮康唑：在健康志愿者中，联合使用伐地那非（5mg）和强CYP3A4抑制剂酮康唑（200mg），可使伐地那非的AUC和C_{max}分别增加900%和300%。

印地那韦：联合使用伐地那非（10mg）和HIV蛋白酶抑制剂印地那韦（800mg，每天3次），导致伐地那非AUC增加1500%，C_{max}增加600%。联合用药24小时后，伐地那非的血浆浓度大约是其C_{max}的4%。

利托那韦：利托那韦（600mg，每天 2 次）和伐地那非（5mg）同时使用，导致伐地那非 C_{max} 增至 13 倍，$AUC_{0\sim24}h$ 增至 49 倍。强 CYP3A4 抑制剂利托那韦（也抑制 CYP2C9 酶）可阻断伐地那非经肝代谢，显著延长伐地那非的半衰期至 25.7 小时。

同时使用 P450（CYP）3A4 抑制剂酮康唑、伊曲康唑、印地那韦和利托那韦可显著增加伐地那非血浆水平。同时使用红霉素时，伐地那非的最大剂量不超过 5mg。

服用酮康唑、伊曲康唑时，伐地那非的最大剂量不得超过 5mg。当酮康唑、伊曲康唑的剂量超过 200mg 时，不能服用伐地那非。避免同时服用强效 CYP3A4 抑制剂印地那韦和利托那韦。

硝酸盐类 NO 供体：一项对 18 名健康受试者的研究表明，舌下含服硝酸甘油（0.4mg）前一定时间内（1～24 小时）合并服用伐地那非（10mg）时，未发现有强力的降血压作用。

健康中年受试者服用伐地那非 1～4 小时后，舌下含服硝酸甘油（0.4mg）降血压作用增强。服用硝酸甘油前 24 小时使用伐地那非 20mg 未观察到此作用。

目前尚无资料证实患者合并应用伐地那非和硝酸盐类药物具有潜在的降压作用，应避免合并用药。

其他相互作用如下所示。

伐地那非（20mg）与格列苯脲（3.5mg）联合使用时，不影响格列苯脲的相对生物利用度（不影响格列苯脲的 AUC 和 C_{max}）。无资料显示合并应用格列苯脲影响伐地那非的药物代谢动力学。

伐地那非（20mg）与华法林（25mg）联合使用时，未发现药物代谢动力学与药效学（凝血酶原时间和凝血因子 Ⅱ 、Ⅶ 和 Ⅹ ）的相互作用。联合使用华法林不影响伐地那非的药物代谢动力学。

伐地那非（20mg）与硝苯地平（30mg 或 60mg）联合使用时，未发现其相关的药物代谢动力学相互作用，也不会产生药效学相互作用（与安慰剂相比，伐地那非导致额外的血压降低，仰卧位收缩压和舒张压平均分别降低了 5.9 mmHg 和 5.2 mm Hg）。

α-受体拮抗剂：血压正常的志愿者，短期每天合并服用特拉唑嗪 10mg 或坦洛新 0.4mg 和伐地那非 10mg 及 20mg，两类药物同时达到 C_{max}，会导致某些病例立位收缩压<85mmHg，或降低 30mmHg 并出现直立性低血压。当 C_{max} 间隔 6 小时时，上述情况较少发生。伐地那非和坦洛新合并应用时，立位收缩压和舒张压平均分别降低 8mmHg 和 7mmHg（不论服药间歇长短）。对长期接受 α-拮抗剂（坦洛新 0.4mg 或特拉唑嗪 5mg、10mg）治疗的良性前列腺增生（BPH）患者服用伐

地那非 5mg 做了进一步的研究，不论服药间歇长短或何种 α-受体拮抗剂，立位收缩压和舒张压平均分别降低 6mmHg 和 3mmHg。3 例患者合并应用坦洛新和伐地那非后，至少出现一次短暂的立位收缩压（85mmHg），但无低血压症状；接受特拉唑嗪治疗的患者同时服用伐地那非 5mg，5 例立位收缩压下降 30mmHg（安慰剂组 2 例），1 例立位收缩压（85mmHg）伴眩晕。但伐地那非 5mg 和特拉唑嗪间隔 6 小时服用不会出现上述现象。

当地高辛（0.375mg）达到稳态时，联合使用伐地那非（20mg），隔天一次，持续使用 14 天以上，尚无资料发现其相关的药物代谢动力学相互作用。

单剂量抗酸剂氢氧化镁/氢氧化铝不影响伐地那非的生物利用度（AUC）或 C_{max}。

联合使用 H_2-受体拮抗剂雷尼替丁（150mg，每天 2 次）和西咪替丁（400mg，每天 2 次），不影响伐地那非（20mg）的生物利用度。

单独或联合使用小剂量阿司匹林时，伐地那非（10mg 和 20mg）不影响出血时间。

伐地那非不增强乙醇（按体重，0.5g/kg）的降压效果，其药物代谢动力学未发生改变。

Ⅲ期临床试验的药物代谢动力学资料显示，阿司匹林、ACE-抑制剂、β-受体拮抗剂、弱 CYP 3A4-抑制剂、利尿剂和用于糖尿病的治疗药物（磺脲类和二甲双胍）对伐地那非的药物代谢动力学没有显著影响。

【药物过量】 在单剂量受试者研究中，最高试验剂量达到每天 80mg。最高试验剂量（每天 80mg）耐受性良好而未发生任何严重的药物不良反应。同样的结果在另一项应用 40mg 伐地那非（每天 1 次），连续服药 4 周的临床试验中得到证实。

当伐地那非以 40mg 每天 2 次的剂量服用时，观察到几例较严重的背痛，然而并未证实有肌肉或神经毒性作用。

服药过量时，应根据需要给予一般的对症治疗措施。由于伐地那非与血浆蛋白结合率很高且不主要由尿液清除，因此肾透析不会提高其体内清除率。

【制剂与规格】 片剂：5mg，1 片/盒，4 片/盒；10mg，1 片/盒，4 片/盒；20mg，1 片/盒，2 片/盒，4 片/盒。铝塑包装。

【储藏】 低于 25℃密闭保存，请将药品放置在儿童触及不到的地方。

3. 他达拉非 他达拉非属于选择性 cGMP 特异性 5 型磷酸二酯酶抑制剂，可用于治疗 PH。另外，其他剂量和剂型的他达拉非适用于治疗勃起功能障碍，目前已经在临床广泛应用。

【药品名称】 国际通用名（INN）：他达拉非。中文商用名：希爱力、西力士。英文通用名：tadalafil。英文商用名：ADCIRCA，Cialis。

【药理作用】　药理毒理：他达拉非是 cGMP 特异性 5 型磷酸二酯酶的选择性、可逆性抑制剂。当性刺激导致局部释放 NO 时，5 型磷酸二酯酶受到他达拉非抑制，使阴茎海绵体内 cGMP 水平升高，导致平滑肌松弛，血液流入阴茎组织，产生勃起。如无性刺激，他达拉非不发生作用。体外研究显示他达拉非是 5 型磷酸二酯酶的选择性抑制剂。5 型磷酸二酯酶是存在于阴茎海绵体平滑肌、血管和内脏平滑肌、骨骼肌、血小板、肾脏、肺和大脑的一种酶。他达拉非对 5 型磷酸二酯酶的作用比对其他磷酸二酯酶的作用强。在心脏、脑、血管、肝和其他脏器肝和其他脏器中，他达拉非对 5 型磷酸二酯酶的作用是对 1 型磷酸二酯酶、2 型磷酸二酯酶、4 型磷酸二酯酶等的 10 000 倍以上。此外，他达拉非对 5 型磷酸二酯酶的作用强度是对 6 型磷酸二酯酶的近 700 倍，后者存于视网膜，参与光传导。他达拉非对 5 型磷酸二酯酶的作用强度比对 7～10 型磷酸二酯酶高 10 000 倍以上。1054 例患者在家参与的 3 项研究确定了患者对他达拉非的反应时间。与安慰剂相比，本品被证实在服药后短至 16 分钟，长达 36 小时内对勃起功能、成功进行性交的能力、达到和维持成功性交的勃起能力均有统计学意义上的显著改善。与安慰剂比较，健康受试者服用他达拉非后卧位收缩压和舒张压（平均最大降幅分别为 1.6mmHg、0.8mmHg）及站立位收缩压和舒张压（平均最大降幅分别为 0.2mmHg、4.6mmHg）均无显著差别，心率无显著变化。在评价他达拉非对视觉影响的研究中，使用 Farnsworth-Munsell100-hue 颜色试验未发现色觉分辨能力（蓝/绿色）的损害。这一结果与他达拉非对 6 型磷酸二酯酶的亲和性低于 5 型磷酸二酯酶是一致的。在所有临床试验中，对颜色视觉变化的报道罕见（<0.1%）。在男性中进行了两项试验，每天服用他达拉非 10mg 和 20mg，连续 6 个月研究他达拉非对精子生成的影响。结果表明，他达拉非组与安慰剂组中男性精子浓度减少 50% 以上的发生率并无区别。另外，与安慰剂相比，在精子数量、形态、活力等方面，任何一种剂量的他达拉非都没有明显的不良反应。然而，在一项研究中，每天服用本品 10mg，连续 6 个月，结果显示，与安慰剂组相比，试验组精子浓度有所降低。

【循证医学证据】　PHIRST-1（tadalafil in the treatment of pulmonary arterial hypertension，他达拉非治疗肺动脉高压患者）研究是一项前瞻性、大样本、多中心、随机、双盲、安慰剂对照的 Ⅲ 期临床研究，旨在评价他达拉非治疗 PH 的疗效。共入选 405 例未接受治疗或者已经接受波生坦治疗的患者，随机分为他达拉非不同剂量组（2.5mg、10mg、20mg、40mg）和安慰剂组，16 周的治疗结束后，一部分患者进入 PHIRST 为期 52 周的他达拉非长期研究，主要评价指标有 6 分钟步行距离、肺动脉压力及 WHO 分级等，研究结果发现他达拉非组较安慰剂组 6

分钟步行距离增加 33 米，且距离的增加为剂量依赖性。其中 40mg 治疗组 6 分钟步行距离的增加具有显著统计学差异，同时这个剂量能够减缓临床恶化的时间、减少恶化事件，同时还发现他达拉非能够显著降低 PAPm 和 PVR。在已经接受波生坦治疗的患者中，加用他达拉非同样有效，但疗效弱于未曾接受过治疗的患者。

SITAR（sildenafil to tadalafil in pulmonary arterial hypertension，PAH 患者他达拉非替代西地那非）研究是一项自身对照试验，旨在探讨长期服用西地那非的 PAH 患者用他达拉非替代后的有效性及安全性。该项研究共纳入 35 例 PAH 患者，其中 56% 的患者同时服用两种以上降肺动脉压力的药物，所有患者调整为他达拉非治疗后较前无明显恶化，均可较好地耐受他达拉非，并且因服药简便和不良反应轻微等原因，55% 的患者表示更加满意于他达拉非的治疗。

2009 年 5 月他达拉非被美国食品药品管理局（FDA）批准用于治疗 PAH。

2009 年 10 月他达拉非获准在欧盟用于治疗 WHO 功能分级为 Ⅱ 级和 Ⅲ 级的 PAH，目的在于改善运动耐量。

2014 年 ESC/ERS 肺动脉高压诊治指南将西地那非列为重点推荐药物。美国和加拿大批准他达拉非用于治疗 NYHA 心功能分级为 Ⅱ ~ Ⅳ 级的 PH，而欧洲批准用于 NYHA 心功能分级为 Ⅱ ~ Ⅲ 级的 PH。他达拉非在中国还没有注册治疗 PH 的适应证，但由于其治疗费用相对波生坦和吸入性伊洛前列素低廉，且耐受性良好，将来会在我国有广泛的应用前景。

【药物代谢动力学】 吸收：他达拉非于口服后快速吸收，服药后中位时间 2 小时达到平均 C_{max}。口服本品后的绝对生物利用度尚未明确。他达拉非的吸收率和吸收程度不受食物的影响，所以本品可以与（或不与）食物同服。服药时间（早晨或晚上）对吸收率和吸收程度没有临床意义的影响。

分布：平均分布容积约为 63L，说明他达拉非分布进入组织。在治疗浓度方面，血浆内 94% 的他达拉非与蛋白结合，蛋白结合不受肾功能损害的影响。在健康受试者，仅有不到 0.0005% 服药剂量的药物出现在精液内。生物转化他达拉非主要由细胞色素 P450（CYP）3A4 同工酶代谢。主要的循环代谢产物是葡萄糖醛酸甲基儿茶酚。这一代谢产物对 5 型磷酸二酯酶的作用比他达拉非至少弱 13 000 倍。因此，观察到的代谢产物浓度不具有临床活性。

清除：在健康受试者，口服他达拉非平均清除率为 2.5L/h，平均半衰期为 17.5 小时。他达拉非主要以无活性的代谢产物形式排泄，主要从粪便（约 61%），少部分从尿中排出（约 36%）。

线性/非线性：在健康受试者，他达拉非的药物代谢动力学的时间和剂量呈线性关系。在 2.5 ~ 20mg 剂量范围以上，AUC 随剂量成比例地提高。每天用药一次，在 5 天内达到稳态血药浓度。勃起功能障碍患者人群测得的药物代谢动力学特性与无勃起功能障碍的受试者相似。

特殊人群［健康老年受试者（65 岁或以上）］：口服他达拉非清除率较低，使得 AUC 比 19～45 岁的健康受试者高 25%。这一年龄的影响无临床意义，且无须调整剂量。

肾功能不全患者：在单剂他达拉非（5～20mg）的临床药理学研究中，他达拉非的暴露量（AUC）在轻度（肌酐清除率 51～80ml/min）或中度（肌酐清除率 31～50ml/min）肾功能不全患者和肾病晚期使用透析的患者中大约增加一倍。在血液透析的患者中观察到，C_{max} 比健康受试者高 41%。血液透析对他达拉非的清除帮助不大。

肝功能不全患者：在轻度和中度肝功能损害受试者（Child-Pugh A 和 B 级），他达拉非的 AUC 与健康受试者相似，因此无须调整剂量。关于重度肝功能不全（Child-Pugh C 级）患者使用本品的临床安全性信息有限；如果对此类患者开处方，需要处方医生对每位患者进行认真的利益/风险评估。对于肝功能不全的患者每天服用超过 10mg 他达拉非的情况，目前尚无资料可查。糖尿病患者他达拉非的 AUC 比健康受试者约低 19%。尽管存在这一差别，但无须调整。

【适应证】　①男性阴茎勃起功能障碍。②2009 年在美国 FDA 和欧盟被批准用于治疗有 WHO Ⅱ级或Ⅲ级症状的特发性或结缔组织病的 PH（WHO 组1），用于改善成年 PH（PAH）患者运动耐量和延缓临床恶化的时间。

【用法与用量】　治疗勃起功能障碍：口服。①用于成年男性：推荐剂量为 10mg，在进行性生活之前服用，不受进食的影响。如果服用 10mg 效果不显著，可以服用 20mg。可至少在性生活前 30 分钟服用。最大服药频率为每天 1 次。最好不要连续每天服用他达拉非，因为尚未确定长期服用的安全性。同时，因为他达拉非的作用经常持续超过一天。②用于老年男性：老年人无须调整剂量。③用于肾功能不全的男性：对于轻至中度肾功能不全的患者，无须调整剂量；对于重度肾功能不全的患者，最大推荐剂量为 10mg。④用于肝功能不全的男性：本品的推荐剂量为 10mg。

治疗肺动脉高压：口服，推荐剂量为 10mg、20mg 或 40mg，均为每日 1 次。

【不良反应】　报道最多的不良反应通常为头痛和消化不良，眼睑肿胀或描述为眼痛和结膜充血是少见的不良反应。报道显示由他达拉非所引起的不良反应是短暂的、轻微的或是中度的。

他达拉非有扩张血管的作用，会产生一过性轻度的低血压反应，应用之前需要仔细评估是否存在以下情况，如血压调节障碍、左心室流出道梗阻等。目前他达拉非治疗 PH 的相关研究并未纳入 PVOD 病因的 PAH，而且因其血管扩张作用，可能引起肺静脉一过性水肿加重 PVOD 的病情，所以不建议 PVOD 患者应用他达拉非。

【禁忌证】 已知对他达拉非及其处方中的成分过敏的患者不得服用本品。

临床研究表明他达拉非可以增强硝酸盐类药物的降压作用。这被认为是硝酸盐类药物和他达拉非共同作用于 NO/cGMP 通路的结果。因此，正在服用任何形式的硝酸盐类药物的患者禁止服用本品。

性生活会给心脏病患者带来潜在的心脏风险。因此，勃起功能障碍的治疗药物，包括他达拉非，不应用于建议不宜进行性生活的心脏病患者。对于已患有心脏病的患者，医生应考虑性生活潜在的心脏风险。

已进行的临床试验不包括下列心血管疾病患者。因此，这些人群严禁服用他达拉非。

【注意事项】 在考虑给予药物治疗之前，应当先询问病史和对患者进行体检，以诊断是否患有男性勃起功能障碍和确定可能的未知病因。因为心血管病的发病概率与性行为有一定程度的相关性，所以医生在对男性勃起功能障碍患者进行治疗以前，应当考虑患者的心血管健康状况。由于他达拉非具有使血管扩张的特性，所以会导致血压轻度的、短暂的降低，这种特性可能增强硝酸盐的降压效果。

严重的心血管疾病，包括心肌梗死、不稳定型心绞痛、室性心律失常、休克、短暂性缺血性发作等曾经在他达拉非的临床试验中观察到。在冠心病患者中，因出现缺血事件，需服用硝酸盐药物时，建议距离末次服用他达拉非至少48 小时，如果必须在 48 小时之内加用硝酸盐药物，建议密切监测血流动力学，必要时进行有创监测。另外，高血压和低血压（包括直立性低血压）在临床试验中也可偶尔见到。发生上述情况的患者大多都在服药前已有心血管病因素。然而，目前尚不能确定这些事件是否与这些危险因素相关。

视力缺陷和非动脉性前部缺血性视神经病变（NAION）被报道与服用他达拉非和其他 5 型磷酸二酯酶抑制剂相关。应告知患者如果发生突然的视力缺陷，应停止使用他达拉非并立刻咨询医生。

关于重度肝功能不全（Child-Pugh C 级）患者使用本品的临床安全性信息有限。如果对此类患者开处方，需要处方医生对每位患者进行认真的获益/风险评估。

α 受体拮抗剂、降压药物、乙醇：正如药物代谢动力学所示，个别 α 受体拮抗剂合用他达拉非时血压明显下降，伴晕厥等症状，所以与其他类药物合用时需要注意可能引起的后果。小剂量他达拉非可以增强乙醇的血管扩张作用，也需警惕低血压的发生。

肾功能受损：轻中度肾功能受损的患者，初始剂量为20mg，qd，监测病情，允许范围之内上调为40mg，qd。不建议重度肾功能不全的患者应用他达拉非。

肝功能受损：轻中度肝功能受损的患者，初始剂量为20mg，qd，监测病情，允许范围之内上调为40mg，qd。不建议重度肝功能不全的患者应用他达拉非。

听力损失：上市后的临床研究中可见听力损失的报道，但无证据表明听力损失与他达拉非直接相关。一旦出现听力损失，建议及时就诊。

与其他5型磷酸二酯酶抑制剂合用：目前暂无与5型磷酸二酯酶抑制剂合用的研究，所以不推荐与其他5型磷酸二酯酶抑制剂联用。

阴茎异常持续勃起：上市后，有少量勃起时间延长（超过4小时）和异常勃起（痛性勃起超过6小时）的报道。如持续勃起超过4小时，患者应立即就诊。如异常勃起未得到即刻处理，阴茎组织将可能受到损害并可能导致永久性勃起功能丧失。所以，以下患者慎用他达拉非：阴茎解剖畸形（如阴茎偏曲、海绵体纤维化、硬皮病）。

出血：血小板亦含有磷酸二酯酶，所以5型磷酸二酯酶抑制剂会影响血小板的功能。但是目前他达拉非合用阿司匹林的临床研究未发现出血风险的增加。由于该临床研究为凝血功能正常的志愿者，故对于高出血风险的 PAH 患者，他达拉非的安全性暂时未知，应用时需谨慎。

【孕妇及哺乳期妇女用药】　他达拉非为 B 类药物，给予妊娠的小鼠或大鼠等动物后，未见到致畸和胎儿毒性。

乳期妇女用药：本品不用于妇女。未在妊娠妇女中进行他达拉非的研究。动物研究没有表明本品对妊娠、胚胎/胎儿发育及分娩和出生后发育有直接或间接的有害影响。

【儿童用药】　缺乏儿童患者使用他达拉非的数据。18 岁以下患者不得服用本品。

【老年患者用药】　健康老年受试者（65 岁或以上）口服他达拉非清除率较低，使得 AUC 比 19 ~ 45 岁的健康受试者高 25%。这一年龄的影响无临床意义，且无须调整剂量。

【药物相互作用】　在下述的相互作用研究中使用了 10mg 和（或）20mg 他达拉非。由于研究中使用的剂量是 10mg 他达拉非，因此临床上使用较大剂量时，不能完全排除发生有关的药物相互作用。其他药物与他达拉非的相互作用主要通过 CYP3A4 同工酶代谢途径。与单用他达拉非的 AUC 值和 C_{max} 相比，CYP3A4 同工酶的选择性抑制剂酮康唑（每天 200mg）可使他达拉非（10mg）的暴露量（AUC）增加 2 倍、C_{max} 增加 15%。酮康唑（每天 400mg）可使他达拉非（20mg）的暴露量（AUC）增加 4 倍、C_{max} 增加 22%。蛋白酶抑制剂利托那韦是

CYP3A4、CYP2C9、CYP2C19 和 CYP2D6 的同工酶抑制剂，200mg，bid 剂量的利托那韦可使他达拉非（20mg）的暴露量（AUC）增加 2 倍，对 C_{max} 没有影响。尽管尚未进行特殊的相互作用研究，但其他的蛋白酶抑制剂如沙奎那韦和其他 CYP3A4 同工酶抑制剂如红霉素、克拉霉素、伊曲康唑及柚子汁等都有可能增加他达拉非在血浆中的浓度，所以无法预测的不良反应的发生率可能会增加。运输因子（如 P-糖蛋白）对他达拉非分布的作用还不清楚，因此有可能发生运输因子的抑制剂所导致的药物相互作用。

【药物过量】　在健康受试者单次剂量高达 500mg，患者每天多次服药总剂量曾达 100mg，其不良事件与较低剂量时类似。如发生药物过量，应采用标准的支持治疗。因他达拉非与血浆蛋白结合率高，故血液透析不会增加对他达拉非的清除率。

【制剂与规格】　片剂：每片 20mg。

【储藏】　储藏温度为 15～30℃，最佳温度为 25℃。

参 考 文 献

Arif S A, Poon H. 2011. Tadalafil：a long-acting phosphodiesterase-5 inhibitor for the treatment of pulmonary arterial hypertension. Clin Ther, 33（8）：993-1004

Beltrán-Gámez M E, Sandoval-Zárate J, Pulido T. 2015. Sandqvist A, Henrohn D, Egeröd H, et al. Acute vasodilator response to vardenafil and clinical outcome in patients with pulmonary hypertension. Eur J Clin Pharmacol, 71（10）：1165-1173

Coghlan J G, Galiè N, Barberà J A, et al. 2016. Initial combination therapy with ambrisentan and tadalafil in connective tissue disease-associated pulmonary arterial hypertension（CTD-PAH）：subgroup analysis from the AMBITION trial. Ann Rheum Dis, pii：annrheumdis-2016-210236

Darland L K, Dinh K L, Kim S, et al. 2017. Evaluating the safety of intermittent intravenous sildenafil in infants with pulmonary hypertension. Pediatr Pulmonol, 52（2）：232-237

Fan Y F, Zhang R, Jiang X, et al. 2013. The phosphodiesterase-5 inhibitor vardenafil reduces oxidative stress while reversing pulmonary arterial hypertension. Cardiovasc Res, 99（3）：395-403

Fender R A, Hasselman T E, Wang Y, et al. 2016. Evaluation of the tolerability of intermittent intravenous sildenafil in pediatric patients with pulmonary hypertension. J Pediatr Pharmacol Ther, 21（5）：419-425

Hoeper M M, Klinger J R, Benza R L, et al. 2017. Rationale and study design of RESPITE：An open-label, phase 3b study of riociguat in patients with pulmonary arterial hypertension who demonstrate an insufficient response to treatment with phosphodiesterase-5 inhibitors. Respir Med, （122）：S18-22

Jing Z C, Yu Z X, Shen J Y, et al. 2011. Vardenafil in pulmonary arterial hypertension：a randomized, double-blind, placebo-controlled study. Am J Respir Crit Care Med, 183（12）：

1723-1729

Sato T，Tsujino I，Sugimoto A，et al. 2016. The effects of pulmonary vasodilating agents on right ventricular parameters in severe group 3 pulmonary hypertension：a pilot study. Pulm Circ, 6（4）：524-531

Schreiber C，Edlinger C，Eder S，et al. 2016. Global research trends in the medical therapy of pulmonary arterial hypertension 2000-2014. Pulm Pharmacol Ther, 39：21-27

Tamura Y，Channick R N. 2016. New paradigm for pulmonary arterial hypertension treatment. Curr Opin Pulm Med, 22（5）：429-433

Vitulo P，Stanziola A，Confalonieri M，et al. 2017. Sildenafil in severe pulmonary hypertension associated with chronic obstructive pulmonary disease：A randomized controlled multicenter clinical trial. J Heart Lung Transplant, 36（2）：166-174

四、鸟苷酸环化酶激动剂

利奥西呱　利奥西呱（riociguat）是一种主要针对 CTEPH 和 PH 的治疗药物。2013 年 10 月在美国 FDA 获批用于治疗 PH。利奥西呱除了用于 PAH，还可用于 CTEPH。

【药品名称】　国际通用名（INN）：利奥西呱。中文商用名：阿德帕司。英文通用名：riociguat。英文商用名：Adempas。

【药理作用】　可溶性鸟苷酸环化酶（soluble guanlyase cyclase, sGC）是一种重要的信号转导酶，能够被 NO 激活而催化 cGMP 的合成，即经典的 NO-sGC-cGMP 信号通路。PH 患者 NO 合成不足，NO 供体类药物虽然有效但半衰期短，利奥西呱可以直接激活 sGC，也能稳定 NO-sGC 结合，从而上调第二信使 cGMP。利奥西呱是 sGC 的激活剂。sGC 是重要的信号传导酶，可以被 NO 激活来催化三磷酸鸟苷（GTP）转化为第二信使环磷酸鸟苷（cGMP）。可溶性鸟苷酸环化酶是目前唯一已知的 NO 受体。NO-sGC-cGMP 信号通路的损害被认为是引起心血管、肺、内皮、肾和肝脏疾病的发病原因。利奥西呱是一种 sGC 的刺激剂、心肺系统中的酶和 NO 受体。当 NO 结合至 sGC，酶催化信号分子 cGMP 的合成，cGMP 在影响血管张力、增殖、纤维化和炎症调节过程中起重要作用。PH 伴随内皮功能障碍、NO 的合成受损和 NO-sGC-cGMP 通路的刺激不足。利奥西呱有双重作用模式：合成 GC 至内源性 NO，通过稳定化 NO-sGC 结合；通过独立于 NO 的不同结合位点直接刺激。利奥西呱刺激 NO-sGC-cGMP 通路和导致 cGMP 生成增加及随后血管扩张。

【循证医学证据】　利奥西呱用于结缔组织病相关性 PH 研究（riociguat for interstitial lung disease and pulmonary hypertension：a pilot trial）是一项开放、非对

照的探索性试验。研究纳入间质性肺病导致 PH 患者 22 例，并予以利奥西呱 1.0~2.5mg，每天 3 次，随访 12 个月。研究结果显示，利奥西呱可以改善间质性肺病导致 PH 患者的心排血量及肺动脉阻力，使患者的 6 分钟步行距离从（325±96）米增加至（351±111）米，且长期服用耐受性好。

LEPHT 研究（riociguat for patients with pulmonary hypertension caused by systolic left ventricular dysfunction：a phase IIb double-blind，randomized，placebo-controlled，dose-ranging hemodynamic study，利奥西呱用于左心疾病导致的肺动脉高压研究）是一项随机、双盲、安慰剂对照研究。研究纳入 201 名左心疾病所致 PH 患者，并随机分配至利奥西呱组（0.5mg、1.0mg 或 2.0mg，每天 3 次）或安慰剂组，随访 16 周。研究结果显示，利奥西呱 2.0mg 组肺动脉的压力较安慰剂组无明显差异，但心排血指数及每搏指数较安慰剂组提高，肺动脉及外周动脉血管阻力较安慰剂组降低，明尼苏达心力衰竭评分较安慰剂组改善。

CHEST-1 研究（riociguat for the treatment of chronic thromboembolic pulmonary hypertension study，利奥西呱用于治疗 CTEPH 研究）是一项中心、随机、双盲、安慰剂对照研究。研究共纳入 261 名不宜行肺动脉内膜剥脱术或术后仍有 PH 的患者，并进行了 16 周随访。结果显示，利奥西呱组 6 分钟步行试验距离增加 39 米，而安慰剂组减少 6 米，同时利奥西呱可以降低肺动脉血管阻力，改善心功能，表明利奥西呱长期治疗可使患者持续获益。

CHEST-2 研究（riociguat for the treatment of chronic thromboembolic pulmonary hypertension：a long-term extension study，利奥西呱用于治疗 CTEPH 的长期研究）是一项多中心、开放标签研究，用于评价长期使用利奥西呱的安全性及有效性。研究共纳入 237 名不宜行肺动脉内膜剥脱术或术后仍有 PH 的患者，对其随访 1 年。研究结果显示，利奥西呱组 6 分钟步行试验距离增加 46 米，而安慰剂组减少 6 米，6 分钟步行距离有统计学意义的改善。利奥西呱同时可以降低肺动脉血管阻力，改善心功能，表明利奥西呱长期治疗可使患者持续获益。延长试验时间至 1 年时，利奥西呱对心功能及活动耐量的改善持续存在，且未出现新的安全性问题。CHEST-1 Ⅲ期临床试验结果表明，长期使用利奥西呱对于 CTEPH 及持续性或术后复发性 PH 患者安全且有效。

PATENT-1 研究（riociguat for the treatment of pulmonary arterial hypertension study，利奥西呱用于治疗肺动脉高压研究）是一项Ⅲ期的随机、双盲、安慰剂对照研究。研究纳入了 263 例未经治疗或以前经内皮素受体拮抗剂（ERAs）或前列腺素（吸入型或皮下注射型）治疗的患者，随机分为安慰剂组或利奥西呱组。利奥西呱起始剂量 1mg，每天 3 次，根据收缩压逐步增加，并进行 12 周的随访。结果显示，与安慰剂相比，利奥西呱使 6 分钟步行距离增加了 35.8 米。

次要结果显示 PVR 基线变化、PH 生活问卷、临床恶化及 Borg 呼吸困难评分，利奥西呱组均较安慰剂组显著改善。

PATENT-2 研究（riociguat for the treatment of pulmonary arterial hypertension：a long-term extension study，利奥西呱用于治疗肺动脉高压的长期研究）是一项开放标签研究。研究纳入了 396 例未经治疗或以前经内皮素受体拮抗剂（ERAs）或前列腺素（吸入型或皮下注射型）治疗的患者，并进行了 1 年随访。研究结果显示，利奥西呱对心功能及活动耐量的改善持续，且没有出现新的安全性问题，证实长期使用利奥西呱对于 PH 患者安全且有效。

PATENT PLUS 研究（PATENT PLUS：a blinded, randomised and extension study of riociguat plus sildenafil in pulmonary arterial hypertension，利奥西呱联合西地那非长期治疗肺动脉高压研究）是一项随机、双盲、安慰剂对照研究，目的是研究评价利奥西呱联合西地那非治疗 PH 的安全性及有效性。研究入选了 18 例 PH 患者，将接受西地那非治疗的 PH 患者随机分配进入利奥西呱组及安慰剂组，并随访 12 周。结果显示利奥西呱联合西地那非组在血流动力学及活动耐量方面无明显获益，延长随访至 1 年时，因低血压而终止治疗的比例较高，提示利奥西呱联合西地那非不良反应大而获益小。

DILATE-1 研究（acute hemodynamic effects of riociguat in patients with pulmonary hypertension associated with diastolic heart failure study，利奥西呱用于治疗舒张性心力衰竭导致的肺动脉高压的急性血流动力学效应研究）是一项随机、双盲、安慰剂对照研究。研究纳入了 21 例舒张性心力衰竭导致的 PH 患者，在常规心力衰竭治疗基础上随机分配患者进入利奥西呱组或安慰剂组，药物使用 6 小时后评估其血流动力学效果。研究结果显示，利奥西呱对 PAPm 无明显影响，但可显著增加每搏量，降低收缩压、减小右心室舒张末期面积，同时不改变心率、肺毛细血管楔压及肺动脉阻力。

利奥西呱用于治疗先天性心脏病导致的 PH 研究（riociguat for pulmonary arterial hypertension associated with congenital heart disease study）纳入 PATENT 研究中由先天性心脏病所致 PH 患者共 35 例，并进行随访 2 年。研究结果显示，利奥西呱耐受性好，可以改善先天性心脏病导致 PH 的患者心功能，增加运动耐量，减低肺动脉阻力。

【药物代谢动力学】　利奥西呱生物利用度约为 94%，吸收迅速，使用后 1.5 小时内达到最大血药浓度。进入体内后由肝脏细胞色素酶代谢，在健康人体中清除半衰期为 7 小时，患者体内清除半衰期约为 12 小时。

【适应证】　2013 年美国 FDA 批准利奥西呱用于治疗：①不能手术或手术后持续性、复发性 CTEPH 的成人患者；②成人 1 型 PH 患者，包括原因不明的 PH、遗传性或结缔组织病相关性 PH。

2014 年欧盟 EMA 批准利奥西呱适应证：①不能手术或手术后持续性、复发性 CTEPH 的成人患者；②单独或与内皮素受体拮抗剂联合治疗 PH。

【用法与用量】 每次 10mg，每天 1 次；2.5mg，每天 3 次。

【不良反应】 ①胚胎毒性：动物实验显示其对胚胎具有致畸作用。②低血压：利奥西呱可降低血压，当患者合并低血容量、严重左心室流出道梗阻、静息低血压、自主神经功能异常或正在使用其他降压药时，使用利奥西呱可能导致低血压或缺血。③出血：在安慰剂对照临床试验中，利奥西呱组 2.4% 的患者出现严重出血，包括 2 例阴道出血、2 例导管穿刺部位出血、1 例硬膜下出血、1 例血尿、1 例腹腔内出血，而对照组未出现严重出血。其他常见不良反应有头痛、消化不良、胃炎、头晕、恶心、腹泻、呕吐、贫血、胃食管反流及便秘。最常报道的 10 大治疗相关不良事件为头痛（25% vs. 14%）、眩晕（23% vs. 13%）、外周性水肿（16% vs. 21%）、咳嗽（5% vs. 18%）、消化不良（18% vs. 8%）、鼻咽炎（15% vs. 9%）、呼吸困难（5% vs. 14%）、恶心（11% vs. 8%）、腹泻（10% vs. 5%）和呕吐（10% vs. 3%）。

【禁忌证】 ①孕妇禁用：孕妇服用利奥西呱可能导致胎儿损伤，动物实验显示其具有致畸作用。若怀孕期间服用此药或服药期间怀孕，患者应知晓此药对胎儿的影响。②硝酸盐及 NO 供体：禁止利奥西呱与硝酸盐或 NO 供体类药物联用，因可能导致低血压。③磷酸二酯酶抑制剂：禁止利奥西呱与 5 型磷酸二酯酶抑制剂（如西地那非、他达拉非或伐地那非）或其他磷酸二酯酶抑制剂（如双嘧达莫或茶碱）合用。

【注意事项】 属于妊娠用药分级的 X 级药物，本品说明书中包括有关胚胎-胎儿毒性的黑框警告及只有通过风险评估与减缓策略（REMS）程序才可用于女性患者的内容。

鉴于该药物具有低血压风险。因此，禁止与硝酸盐类或 NO 供体（如硝酸戊酯）及磷酸二酯酶抑制剂或非特异性磷酸二酯酶同时应用。

【孕妇及哺乳期妇女用药】 利奥西呱具有胚胎毒性，孕妇禁用。尚无明确证据证实利奥西呱是否经人类乳汁分泌，考虑到多种药物均可能经乳汁分泌且其可能导致严重不良反应，哺乳期女性使用利奥西呱时应停药或停止哺乳。

【儿童用药】 缺乏相关试验数据支持利奥西呱对儿童患者的安全性及有效性。

【老年患者用药】 利奥西呱临床试验中 23% 的患者为 65 岁以上老年人，6% 的患者为 75 岁以上老年人，老年人中利奥西呱的安全性及有效性与年轻人并无明显差别，但不排除某些老年患者对利奥西呱敏感性高。

【药物相互作用】 利奥西呱与硝酸酯类或磷酸二酯酶抑制剂共同使用可能增加低血压的发生率。吸烟及肝脏 CYP3A4 同工酶强诱导剂可以降低利奥西呱的血药浓度，细胞色素抑制剂可提高其血药浓度。

【药物过量】 由于利奥西呱可以导致血压下降。因此，药物过量时必须密切监测其血压水平，给予恰当的支持治疗。利奥西呱的血浆蛋白结合率较高，难以通过透析清除。

【制剂与规格】 片剂：本品为薄膜包衣片，有 0.5mg/片、1mg/片、1.5mg/片、2mg/片和 2.5mg/片 5 个规格。

【储藏】 遮光，密封保存。

参 考 文 献

Bonderman D, Ghio S, Felix S B, et al, 2013. Riociguat for patients with pulmonary hypertension caused by systolic left ventricular dysfunction: a phase IIb double-blind, randomized, placebo-controlled, dose-ranging hemodynamic study. Circulation, 128 (5): 502-511.

Galiè N, Müller K, Scalise A V, et al. 2015. PATENT PLUS: a blinded, randomised and extension study of riociguat plus sildenafil in pulmonary arterial hypertension. Eur Respir J, 45 (5): 1314-1322.

Ghofrani H A, Galiè N, Grimminger F, et al. 2013. Riociguat for the treatment of pulmonary arterial hypertension. N Engl J Med, 369 (4): 330-340.

Hoeper M M1, Halank M, Wilkens H, et al. 2013. Riociguat for interstitial lung disease and pulmonary hypertension: a pilot trial. J. Eur Respir J, 41 (4): 853-860.

Rosenkranz S, Ghofrani H A, Beghetti M, et al. 2015. Riociguat for pulmonary arterial hypertension associated with congenital heart disease. Heart, 101 (22): 1792-1799.

Simonneau G, D'Armini A M, Ghofrani H A, et al. 2015. Riociguat for the treatment of chronic thromboembolic pulmonary hypertension: a long-term extension study (CHEST-2). Eur Respir J, 45 (5): 1293-1302.

五、钙离子通道阻滞剂

（一）二氢吡啶类钙离子通道阻滞剂

1. 硝苯地平

【药品名称】 国际通用名：硝苯地平。中文商品名：心痛定、伲福达、拜新同。英文通用名：nifedipine、nifedipine GITS。

【药理作用】 本药为二氢吡啶类钙离子通道阻滞剂，具有抑制钙通道内钙离子内流的作用，能直接松弛血管平滑肌，扩张冠状动脉，增加冠状动脉血流量，提高心肌对缺血的耐受性，同时能扩张周围小动脉，降低外周血管阻力，从而使血压下降。

【循证医学证据】 钙离子通道阻滞剂（CCB）可使肺血管舒张。大量研究表明，长期应用大剂量 CCB 可以延长对该类药物敏感的 PH 患者（大约 10%）的生存期。

一项发表在《新英格兰医学杂志》的研究显示，给予急性血管扩张试验阳性的 PH 患者大剂量硝苯地平（172±41）mg/d，以及地尔硫䓬（720±208）mg，随访 5 年，研究结果显示，与对照组血管反应试验阴性的患者相比，CCB 能明显改善 PH 水平及患者生存率。

【药物代谢动力学】 硝苯地平普通片剂口服或舌下含服吸收迅速，约 15 分钟起效。血药浓度 T_{max} 为 20 ~ 40 分钟，生物利用度为 45% ~ 70%。血浆半衰期为 4 ~ 5 小时，血浆蛋白结合率约为 90%，表观分布容积为 0.6 ~ 1.4L/kg。经肝脏代谢完全，约 75% 由尿排泄，20% 随粪便排出。硝苯地平缓释片口服吸收 > 90%，生物利用度为 54% ~ 58%，血浆半衰期为 4 ~ 5 小时，T_{max} 为 2.5 ~ 5 小时，半衰期为 7 小时，降压持续时间 12 小时。硝苯地平控释片采用"胃肠道治疗系统（gastrol intestinal therapeutic system，GITS）"控释技术，在制药工艺上首先将硝苯地平和药理无活性的聚合物推动层分为两层，并以半透膜包裹，此半透膜只允许水分入内而不允许药物释放，利用激光技术在半透膜上打一个激光微孔，服药后胃肠道内的水分经半透膜渗入聚合物推动层，使其吸水膨胀，造成药膜（半透膜）内渗透压升高达 4000 ~ 50 000kPa，在推动层作用下，药物经激光微孔以恒速或近似恒速（0 级药物代谢动力学）释出。这一释药技术可使血药浓度平稳，这种释药方式不受 pH、胃肠蠕动与进食的影响。口服硝苯地平控释片后，口服吸收 > 90%，T_{max} 为 6 小时，消除半衰期为 2 ~ 3 小时，降压持续时间 24 小时以上。

【适应证】 高血压、冠心病心绞痛、雷诺病。2015 年欧洲心脏病学会及欧洲呼吸病学会推荐其用于治疗对急性血管反应试验呈阳性的 PH 患者。

【用法与用量】 治疗高血压：硝苯地平控释片，每片 30mg，常用剂量 30mg，每天 1 次。硝苯地平缓释片，每片 20mg，每次 20mg，每天 2 次；必要时加到每次 40mg，每天 2 次；高血压危象或冠心病心绞痛（冠状动脉痉挛）发作时，普通硝苯地平片可 5 ~ 10mg，嚼碎或舌下含服。冠心病心绞痛患者使用本药，可根据心绞痛类型，每次 5 ~ 10mg，每 6 ~ 8 小时 1 次。根据 2015 ESC 肺动脉高压诊断与治疗指南治疗 PH：硝苯地平每天剂量 120 ~ 240mg，一般推荐在初始用药时使用相对较低的剂量，如硝苯地平缓释片 30mg，bid。限制药物加量的因素主要包括常出现的低血压及下肢水肿等。

【不良反应】 心悸、面部潮红、头痛、头晕、踝部水肿，胃功能紊乱，尿多，肝功能异常。皮肤过敏反应，如瘙痒、荨麻疹。若剂量过大（每天>60mg），有抽搐等神经系统症状，个别有心绞痛样胸痛。

【禁忌证】 对本品过敏者、二氢吡啶类药过敏者、低血压者禁用。

【注意事项】 肝肾功能不全者、心力衰竭者、主动脉瓣狭窄者慎用。停药时注意逐渐减量，不可骤停。缓释或控释制剂不能咀嚼、压碎或掰开服用。

【孕妇及哺乳期妇女用药】 本品可经乳汁排出，故妊娠、哺乳妇女慎用。

【儿童用药】 尚未见资料报道。

【老年患者用药】 无特殊性报道。

【药物相互作用】 与其他降压药合用，可增加降压效果，应注意监测血压。与地高辛或茶碱同时使用，会增高地高辛或茶碱血浓度。西咪替丁或雷尼替丁可使血硝苯地平浓度轻度升高，增加降压效果。硝苯地平可使血奎尼丁浓度降低，个别患者血奎尼丁浓度可能明显增高，故与奎尼丁同时使用时应注意监测奎尼丁浓度。

【制剂与规格】 普通片剂：10mg。控释片剂：30mg。缓释片剂：20mg。缓释胶囊：20mg。

【储藏】 避光，密封保存。

2. 氨氯地平

【药品名称】 国际通用名：氨氯地平。中文商用名：络活喜。英文名：Amlodipine。

【药理作用】 本品为钙离子通道阻滞剂，阻滞钙离子跨膜进入心肌和血管平滑肌细胞。本品抗高血压作用的机制是直接松弛血管平滑肌。缓解心绞痛的确切机制还未完全肯定，但它可以扩张外周小动脉和冠状动脉，减少总外周血管阻力，解除冠状动脉痉挛，降低心脏的后负荷，减少心脏能量消耗和对氧的需求，从而缓解心绞痛。

氨氯地平（NORVASC）血管作用前瞻性随机评估临床试验（PREVENT）研究了其对心血管病发病率和死亡率、冠状动脉粥样硬化进展及颈动脉粥样硬化的影响。该多中心、随机、双盲、安慰剂对照研究对825例经血管造影证实的冠心病患者随诊了3年。此人群中包括有心肌梗死病史的患者（45%）、曾接受经皮冠状动脉成形术（PTCA）患者（42%），或有心绞痛病史的患者（69%）。冠心病的严重程度从单支血管病变（45%）到3支血管病变（21%）。高血压未得到控制的患者（DBP>95mmHg）被排除在本研究之外，主要的心血管事件由不了解内情的终点委员会裁定。虽然未能证实氨氯地平减慢冠状动脉病变速度的效应，但其能阻止颈动脉内膜–中层厚度的增加。经氨氯地平治疗的患者中，心血管病死亡、心肌梗死、脑卒中、PTCA、冠状动脉旁路移植术（CABG）、因不稳定性心绞痛住院和充血性心力衰竭（CHF）恶化的综合终点指标显著降低（-31%）。血管重建手术（PTCA 和 CABG）也明显减少（-42%）。与安慰剂组相比，不稳定性心绞痛住院率亦降低（-33%）。

毒性研究如下所示。

遗传毒性：致突变研究显示无论是在基因还是染色体水平均未见与药物相关的致突变作用。

生殖毒性：大鼠（雄性大鼠交配前 64 天起，雌性大鼠交配前 14 天起）给予剂量达 10mg/（kg·d）的氨氯地平（按 mg/m^2 换算，8 倍于人体最大推荐剂量*），对生殖力未见影响。

致癌作用：大鼠和小鼠经食物给予氨氯地平 0.5mg/（kg·d）、1.25mg/（kg·d）和 2.5mg/（kg·d），连续 2 年，未见致癌作用。其中最大剂量（按 mg/m^2 换算，在小鼠与人体最大推荐剂量*10mg 接近，在大鼠为人体最大推荐剂量*10mg 的两倍）接近小鼠（而非大鼠）的最大耐受剂量。

【循证医学证据】 2010 年发表在欧洲心脏病学杂志的一项关于 CCB 治疗 PH 患者的研究是迄今为止规模最大的 CCB 用于合并其他疾患的 PH 研究，该研究入选了 663 例经右心导管证实的 PH 患者，对所有患者行急性血管反应试验，43 例患者（6.5%）呈阳性并给予初始剂量的 CCB（地尔硫䓬、硝苯地平、氨氯地平）单药治疗，其中 16 例患者临床效果良好（治疗后 3~4 个月血流动力学有显著改善，1 年 NYHA 心功能分级维持在 Ⅰ~Ⅱ 级），对于反应良好的这 16 例患者继续给予大剂量的 CCB 单药治疗（13 例给予地尔硫䓬 240~720mg/d，2 例给予硝苯地平 60~90mg/d，1 例给予氨氯地平 20mg/d），随访 5 年，15 例患者的心功能维持在 NYHA Ⅰ~Ⅱ 级，且 6 分钟步行距离也显著优于其他患者，1 年及 5 年生存率均为 100%。

【药物代谢动力学】 本品口服吸收良好，且不受摄入食物的影响，给药后 6~12 小时血药浓度达高峰，绝对生物利用度为 64%~80%，表观分布容积约为 21L/kg。体外实验表明，血液循环中 97.5% 的氨氯地平与血浆蛋白相结合。本品终末消除半衰期为 35~50 小时，每天一次，连续给药 7~8 天后血药浓度达至稳态，本品通过肝脏广泛代谢为无活性的代谢物，以 10% 的原药和 60% 的代谢物由尿液排出。

【适应证】 ①高血压：可单独使用本品治疗，也可与其他抗高血压药物合用。②慢性稳定型心绞痛及变异型心绞痛：可单独使用本品治疗，也可与其他抗心绞痛药物合用。③2015 年 ESC/ERS 推荐其用于治疗对急性血管反应试验呈阳

---

* 人体最大推荐剂量以患者体重为 50kg 计算。

性的 PH 患者。

【用法与用量】　水中分散后口服或吞服。

治疗高血压：初始剂量为 5mg，每天 1 次，最大剂量为 10mg，每天 1 次。虚弱或老年患者、伴有肝功能不全患者初始剂量为 2.5mg，每天 1 次。此剂量也可为原使用其他抗高血压药物治疗需加用本品治疗的剂量。

调整剂量应根据患者个体反应进行，一般的剂量调整应在 7～14 天后开始进行。如临床需要，在对患者进行严密监测的情况下，可于较短时间内开始剂量调整。

治疗心绞痛：初始剂量为 5～10mg，每天 1 次。老年及肝功能不全患者建议使用较低剂量治疗。大多数人的有效剂量为 10mg/d。

2015 ESC 肺动脉高压诊断与治疗指南推荐治疗 PH：氨氯地平每天最大剂量可达 20mg。一般推荐在初始用药时使用相对较低的剂量，如氨氯地平 2.5mg，qd，然后逐渐谨慎增加剂量直到最大耐受量。限制药物加量的因素主要包括常出现的低血压及下肢水肿等。

【不良反应】　头痛、水肿、疲劳、失眠、恶心、腹痛、面红、心悸，少见瘙痒、皮疹、呼吸困难、无力、肌肉痉挛和消化不良。

【禁忌证】　对二氢吡啶类钙离子通道阻滞剂过敏者禁忌。

【注意事项】　警告：极少数患者特别是伴有严重冠状动脉阻塞性疾病的患者，在开始使用钙离子通道阻滞剂治疗或增加剂量时，出现心绞痛频率增加、时间延长和（或）程度加重，或发生急性心肌梗死，其作用机制目前尚不清楚。

因本品的扩血管作用是逐渐产生的，故服用本品后发生急性低血压的情况罕有报道。然而对于严重的主动脉狭窄患者，当与其他外周血管扩张剂合用时，应引起注意。

心力衰竭患者的使用：充血性心力衰竭患者使用钙离子通道阻滞剂时应谨慎。在对非缺血引起心力衰竭的患者（NYHA 心功能分级 Ⅲ～Ⅳ级）进行的长期、安慰剂对照研究（PRAISE-2）中，虽然心力衰竭加重的发生率与安慰剂组相比无明显差异，但与氨氯地平有关的肺水肿报道增加。

肝功能受损患者的使用：与其他所有钙离子通道阻滞剂相同，本品的半衰期在肝功能受损时延长，但尚未确定本品在这类患者中的推荐剂量。因此，这类患者使用本品应谨慎。

肾衰竭患者的使用：氨氯地平的血药浓度改变与肾功能损害程度无相关性。因此，可以采用正常剂量。本品不能被透析。

【孕妇及哺乳期妇女用药】　关于孕妇用药缺乏相应的研究资料，但根据动物实验结果，本品只在非常必要时方可用于孕妇。尚不知本品能否通过乳汁分泌，服药的哺乳期妇女应中止哺乳。

【儿童用药】 尚未见资料报道。

【老年患者用药】 本品血药浓度的 T_{max} 在老年和年轻患者中是相似的，老年患者 AUC 增加和消除半衰期的延长使消除率有下降趋势。有报道在接受相似剂量的氨氯地平时，老年患者具有与年轻患者相同的良好耐受性。因此，老年患者可用正常剂量，但开始宜用较小剂量，再渐增量为妥。

【药物相互作用】 本品与下列药物合用是安全的：噻嗪类利尿剂、α 受体拮抗剂、β 受体阻滞剂、血管紧张素转换酶抑制剂、长效硝酸酯类药物、舌下含服硝酸甘油、非甾体类抗炎药、抗生素和口服降糖药。

用人血浆进行的体外研究数据显示，本品不影响地高辛、苯妥英钠、华法林或吲哚美辛的血浆蛋白结合率。

在以下研究中，氨氯地平与其他药物同时应用，氨氯地平或其他药物的药物代谢动力学均无明显变化。

其他药物对氨氯地平的作用如下所示。

西咪替丁：与西咪替丁合用不改变氨氯地平的药物代谢动力学。

葡萄柚汁：20 名健康志愿者同时服用 240ml 葡萄柚汁和 10mg 氨氯地平，未见对氨氯地平药物代谢动力学有明显影响。

铝/镁（抗酸剂）：同时服用铝/镁抗酸剂和单剂量氨氯地平，未见对氨氯地平的药物代谢动力学有明显影响。

西地那非（万艾可）（sildenafil）：单剂量 100mg 西地那非不影响原发性高血压患者氨氯地平的药物代谢动力学。两药合用，每种药品独立发挥其降压效应。

氨氯地平对其他药物的作用如下所示。

阿托伐他汀（atorvastatin）：10mg 氨氯地平多次用药合并使用 80mg 阿托伐他汀，阿托伐他汀的稳态药物代谢动力学参数无明显改变。

地高辛：氨氯地平和地高辛合用，正常志愿者血浆地高辛浓度或肾脏清除率无变化。

乙醇：10mg 的氨氯地平单次或多次给药，对乙醇的药物代谢动力学无影响。

华法林：氨氯地平与华法林合用不改变华法林的凝血酶原反应时间。

环孢素：药物代谢动力学研究表明，氨氯地平不明显改变环孢素的药物代谢动力学。

药物/实验室检查相互作用：未知。

【药物过量】 现有资料提示，严重过量能导致外周血管过度扩张并可能引起反射性心动过速。既往有出现显著而持久的全身性低血压及致命性休克的报道。

健康志愿者服用氨氯地平 10mg 后，立即或在 2 小时内服用活性炭可显著减少氨氯地平的吸收。使用本品过量可洗胃，引起明显低血压时要求积极的心血管支持治疗，包括心肺功能监护、抬高肢体、注意循环液体量和尿量。为恢复血管张力和血压，在无禁忌证时亦可采用血管收缩剂。静脉注射葡萄糖酸钙对逆转钙离子通道阻滞剂的效应也是有益的。由于本品与血浆蛋白结合率高，所以透析治疗是无益的。

【制剂与规格】　片剂：每片 5mg。

【储藏】　30℃以下保存。

（二）硫氮䓬酮类钙离子通道阻滞剂

地尔硫䓬

【药品名称】　国际通用名：地尔硫䓬。中文商用名：恬尔心，硫氮䓬酮，合心爽，蒂尔丁，合贝爽。英文通用名：diltiazem。英文商用名：Herbesser。

【药理作用】　本品对血管与心脏的选择性比为 3∶1，可延长 PR 间期，对 QRS 无影响，对心房和心室不应期及浦氏系统作用小。选择性与维拉帕米相同。由于对心脏的选择性比其他 CCB 较高，在扩张动脉血管、降压的同时，还常应用于冠心病心绞痛和心律失常，如快速房性心动过速或阵发性室上性心动过速的治疗。

【循证医学证据】　一项纳入 557 例原发性 PH 患者的大样本研究显示，对所有患者行急性血管反应试验，70 例患者（12.6%）呈阳性反应并给予初始剂量的 CCB 单药治疗 1 年（53 例给予地尔硫䓬 60mg，每日 3 次；15 例给予硝苯地平 30mg，每日 3 次；2 例给予氨氯地平 2.5mg，每日 1 次），其中 6.8%（$n=38$）的患者临床效果良好（治疗后 3~4 个月血流动力学有显著改善，1 年 NYHA 维持在 I/II 级），对于治疗效果良好的这 38 例患者继续给予大剂量 CCB［27 例给予地尔硫䓬（482±151）mg/d（180~720mg），9 例给予硝苯地平（102±27）mg/d（60~120mg），2 例给予氨氯地平 20mg/d］，随访（5.3±3.8）年，CCB 治疗有效组心功能均维持在 NYHA I/II 级，平均 PAP 及肺血管抵抗显著改善并接近正常水平，显著优于血管试验反应阴性组及 CCB 治疗无效组，平均随访（7.0±4.1）年，生存率为 100%，显著高于 CCB 治疗较差者 5 年生存率（48%）。

【药物代谢动力学】　口服吸收迅速而完全，30 分钟~2 小时血药浓度达峰值，生物利用度低，为 40%~50%，长期服药生物利用度可明显增加，达 90% 左右，与血浆蛋白结合率为 78% 左右，消除半衰期为 4~6 小时，本品主要在肝脏代谢，其代谢产物有活性，主要经肾脏排泄。

【适应证】　冠心病心绞痛、高血压、心律失常，包括室上性心律失常（室上性期前收缩)、阵发性室上性心动过速、阵发性心房颤动、心房扑动。转复作用较差，但能减慢心房扑动、心房颤动的心室率。对迟发后除极引起的室性心律失常也有效。2015 年 ESC 推荐本品用于治疗对急性血管反应试验呈阳性的 PH 患者。

【用法与用量】 冠心病心绞痛治疗：在使用其他药物的同时，根据患者情况，初始剂量 15～30mg，每日 3 次，或每 8 小时或 6 小时 1 次。

①高血压治疗：初始剂量每次 30～60mg，每日 3 次，每天最大剂量 240mg。

高血压急症治疗：①10mg 在 1 分钟内缓慢静脉注射；②5～15μg/（kg·min）静脉滴注。

快速心房颤动或阵发性室上性心动过速治疗：5～10mg 在 3 分钟内缓慢静脉推注，或 0.1～0.3mg/kg。

根据 2015 ESC 肺动脉高压诊断与治疗指南治疗 PH：地尔硫䓬每天 240～720mg。一般推荐在初始用药时使用相对较低的剂量，如地尔硫䓬 60mg，每天 3 次。然后逐渐谨慎增加剂量直到最大耐受量。限制药物加量的因素主要包括常出现的低血压及下肢水肿等。

【注意事项】 下列情况慎用：肝肾功能不全、心功能不全者，老年患者（应<120mg/d），一度房室传导阻滞。缓释胶囊应整粒吞服，勿掰断或咀嚼。

【不良反应】 ①心脏方面：心动过缓、传导阻滞、血压轻度降低（静脉注射时）。②其他：头痛、头晕、疲劳、胃肠不适、食欲缺乏、腹泻、便秘等。

【禁忌证】 对本品过敏、病态窦房结综合征、高度房室传导阻滞、孕妇禁用。

【药物相互作用】 与 β 受体阻滞剂合用，有发生或加重发生房室传导阻滞的可能，应注意监测 ECG。与地高辛合用，可增高后者血药浓度。有心力衰竭时，应避免与 β 受体阻滞剂合用。

【制剂与规格】 注射剂：每支 5mg、10mg。普通片剂：每片 30 mg。缓释片剂：每片 90mg。

【储藏】 遮光、密封保存。

参 考 文 献

Day R W. 2013. Differences in the acute pulmonary vascular effects of oxygen with nitric oxide and diltiazem: implications for the long-term treatment of pulmonary arterial hypertension. Congenit Heart Dis, 8 (1): 71-77

Douwes J M, Humpl T, Bonnet D, et al. 2016. Acute vasodilator response in pediatric pulmonary arterial hypertension: current clinical practice from the TOPP registry. J Am Coll Cardiol, 67 (11): 1312-1323

Humpl T, Berger R M, Austin E D, et al. 2016. Treatment initiation in paediatric pulmonary hypertension: insights from a multinational registry. Cardiol Young, 20: 1-10

Medarov B I, Judson M A. 2015. The role of calcium channel blockers for the treatment of pulmonary arterial hypertension: How much do we actually know and how could they be positioned today? Respiratory Medicine, 109 (5): 557-564

Montani D, Savale L, Natali D, et al. 2010. Long-term response to calcium-channel blockers in non-idiopathic pulmonary arterial hypertension. Eur Heart J, 31 (15): 1898-1907

Pesto S, Begic Z, Prevljak S, et al. 2016. Pulmonary hypertension - new trends of diagnostic and therapy. Med Arch, 70 (4): 303-307

Rich S, Kaufmann E, Levy P S. 1992. The effect of high doses of calcium-channel blockers on survival in primary pulmonary hypertension. N Engl J Med, 327 (2): 76-81

Sitbon O, Humbert M, Jaïs X, et al. 2005. Long-term response to calcium channel blockers in idiopathic pulmonary arterial hypertension. Circulation, 111 (23): 3105-3111

Velayati A, Valerio M G, Shen M, et al. 2016. Update on pulmonary arterial hypertension pharmaco-therapy. Postgrad Med, 128 (5): 460-473

第六章 肺动脉高压的介入和外科治疗及 ICU 管理

PH 的治疗是一个系统工程。各种不同类型的 PH，其治疗措施各有不同，但无论是一般治疗、支持治疗、靶向药物治疗，还是手术操作治疗，其根本目的均在于提升患者生活质量，改善运动耐量，提高生存率。目前，临床一线使用的 PH 的手术操作治疗主要有球囊房间隔造口术、血管内膜剥脱术、球囊肺血管成形术及肺移植术。对于确诊为慢性血栓性 PH 的患者，如果治疗获益显著大于操作风险，建议在终生抗凝基础上进行肺动脉内膜切除术；若仍有持续症状性 PH，还可进一步考虑施行肺血管球囊成形术，以缓解 PH 的进展。进一步治疗则需要考虑肺移植术。对于围手术期或重症 PH 患者的 ICU 管理亦非常重要。

第一节 房间隔造口术

临床观察结果提示，心房内缺损使得血液从右向左分流，这对于严重的 PH 患者是有益的，PH 患者进行房间隔造口术的基本原理正是基于此。

严重 PH 患者肺循环压力很高，可引起呼吸困难和缺氧，且肺循环压力升高还可导致右心衰竭，右心压力升高可压迫左心，进一步导致左心衰竭乃至心力衰竭，缺氧同时还可导致交感神经亢进，增加心肌耗氧，加重心力衰竭症状，最终引起不良后果。此时，如果能够建立经心房水平的右向左分流，则可使右心腔减压，并增加左心室前负荷，增加心排血量。虽然动脉血氧饱和度会因此降低，但综合评估，此举仍可改善体循环氧供，降低交感神经张力，改善患者症状。目前普遍推荐的技术是球囊扩张房间隔造口术。该操作通过经皮介入进行，先穿刺房间隔，将球囊导管经股静脉-下降静脉-右心房置入房间隔穿刺孔，并逐级扩张，人为造成房间隔缺损。通过这种方法，形成肺循环-体循环分流，降低肺循环压力，改善症状。

房间隔造口术的获益机制尚未明确，可能与增加静息和（或）运动时的氧供、降低右心室舒张末期压力或室壁张力、通过 Frank-Starling 机制改善右心室功能或缓解心肌缺氧有关。

一、房间隔造口术的操作方法

术前患者均需签署知情同意书，专科医师应充分告知患者操作的意义和相关风险。操作在心导管室进行，患者需予以适当镇静，局部麻醉穿刺部位，常规消毒、铺巾，先行左心和右心导管检查。测定相关血流动力学参数，继而穿刺房间隔，经右侧股静脉将导丝前端置于左上或者左下肺静脉远端建立轨道。取左前斜位显示房间隔切线位，进行选择性左心房造影以显示房间隔位置及左上和（或）左下肺静脉开口。随后沿导丝轨道送入球囊，将球囊中点定位于房间隔，采用逐级球囊递增扩张法反复扩张房间隔破口，操作时需避免球囊扩张时损伤肺静脉。选用不同直径球囊递增扩张时，需间隔 3 分钟以上，操作期间密切观察患者生命体征，并询问患者有无不适症状，测量左心室舒张末期压力、左心房压和经皮血氧饱和度，并以术中超声心动图探查房间隔造口部位和造口处右向左分流束宽度。当左心房压升高接近 18mmHg，或血氧含量低于术前基础值 10% 以上或绝对值接近 80% 时，即终止扩张。术毕复查各腔室压力，给予患者高流量面罩供氧，取 30°~45° 半卧位返回病房。术中需密切监测患者一般情况、神志、心率、心律、经皮血氧饱和度和主动脉压。术后持续吸氧 48 小时。

二、房间隔造口术治疗 PH 的循证医学证据

1998 年 Sandoval 等发表了一项旨在判断球囊房间隔造口术治疗 PH 疗效的研究。该研究对 15 例原发性 PH 患者行球囊房间隔造口术。结果表明，术后右心室舒张末压迅速显著降低，体循环动脉血氧饱和度及心脏指数也快速提升。1 例患者死亡，其余 14 例患者功能分级显著改善，术后 6 分钟步行距离显著提升。4 例患者术后房间隔缺损自发闭合，故接受二次房间隔造口术。14 例存活的患者术后 1、2、3 年的生存率均为 92%。

2007 年 Kurzyna 等进行了一项类似的研究，该研究共纳入 11 例合并严重右心衰竭且对传统治疗效果欠佳的 PH 患者，其中 5 例男性、6 例女性，平均年龄为（33±12）岁，共进行 14 次球囊房间隔造口术。研究结果表明，虽然球囊房间隔造口术后平均主动脉血氧饱和度下降，但术后患者心脏功能显著改善，导致系统氧供有好转趋势（$P=0.08$），即刻 PVR 轻度增加，其增加程度和术前与术后混合静脉血氧分压负相关，患者平均心力功能分级显著改善。随访期间 7 例患者死亡，2 例行肺移植，6 例患者术后缺损显著缩小，故对其中 3 例再次行球囊房间隔造口术。

2015 年上海交通大学附属胸科医院发表了一项旨在评估经皮房间隔造口术治疗 IPAH 合并右心衰竭患者的效果研究。该研究回顾性分析了 2014 年 3～7 月在其胸科医院采用经皮房间隔造口术治疗的 5 例重度 IPAH 合并右心衰竭患者的临床资料。其中男性 3 例、女性 2 例，患者术前经联合靶向药物治疗无效。房间隔造口均采用逐级球囊递增扩张法，术后对房间隔造口术效果进行评估。结果 5 例患者均完成经皮房间隔造口术，无操作并发症。右心房平均压由术前的（18.9±1.7）mmHg 下降至术后的（16.0±1.3）mmHg（$P=0.039$），主动脉氧饱和度由术前的（98.0±1.8）% 下降至术后的（86.4±3.2）%（$P=0.002$），心排血指数由术前的（2.1±0.3）L/（min·m²）上升至术后的（2.7±0.5）L/（min·m²）（$P=0.029$）。术后随访（6.2±1.8）个月，术前心功能（WHO 分级）Ⅲ级 3 例、Ⅳ级 2 例，术后患者的心功能均降低 Ⅰ 级（$P=0.062$），6 分钟步行距离由术前的（289.2±16.9）米提高至术后的（320.4±19.6）米（$P=0.019$），血浆 B 型利钠肽由术前的（550.0±35.7）μg/L 下降至术后的（218.0±36.2）μg/L（$P<0.001$）。超声心动图检查显示 1 例患者的房间隔造口处自发闭合，其余 4 例患者的房间隔造口处仍为右向左分流。研究结果表明，房间隔造口术治疗右心衰竭合并重度 IPAH 患者不仅安全，且可改善血流动力学，提高心功能，但远期效果有待进一步研究。

上述研究表明，球囊房间隔造口术可改善患者心排血指数和功能分级，降低肺动脉压力，并增加 6 分钟步行距离。但目前尚未有关于此治疗方法长期生存率的随机对照研究。

三、房间隔造口术的适应证及推荐

手术适应证包括：反复发作的晕厥和（或）药物不能控制的右心衰竭及最大剂量药物治疗病情仍恶化或者没有其他选择。

2015 年 ESC 肺动脉高压诊断和治疗指南认为此治疗方法可作为 PAH 的治疗手段之一，亦可作为 PAH 患者姑息缓解症状的治疗或桥接治疗，但只有丰富治疗经验的中心方可行此项治疗。已经处于 PAH 终末期、基线 PAPm>20mmHg、静息时室内血氧饱和度<85% 的患者，应当避免采取球囊房间隔造口术。在考虑球囊房间隔造口术之前，应当确保患者已经接受最优化的药物治疗（包括静脉使用正性肌力药物）。ESC 的 PH 诊断与治疗指南对球囊房间隔造口术的推荐见表 6-1。

表 6-1　2015 年 ESC 肺动脉高压诊断和治疗指南对于房间隔造口术的推荐

治疗措施	分级[a]—证据水平[b]					
	WHO 功能分级 II 级		WHO 功能分级 III 级		WHO 功能分级 IV 级	
如最大剂量药物治疗效果差，且有 BAS 的条件，可考虑 BAS 治疗	—	—	II b	C	II b	C

注：BAS. 球囊房间隔造口术；a. 分级；b. 证据水平。

第二节　肺动脉血栓内膜剥脱术

慢性血栓栓塞性肺动脉高压（CTEPH）临床发病较为少见，其特征为进行性活动后呼吸困难，最终患者死于呼吸衰竭，肺动脉血栓内膜剥脱术（pulmonary endarterectomy，PEA）的目的在于通过外科手术方法将 CTEPH 患者肺动脉内的血栓和肺动脉内膜剥除，恢复血流灌注和通气血流比例平衡，减轻右心室后负荷，避免发生继发性肺血管病，从而达到治疗的目的。目前 PEA 是国际公认的 CTEPH 最佳治疗手段和首选治疗方法。

CTEPH 的诊断常以肺通气/灌注扫描为基本方法将其作为筛选手术患者的初步手段，肺动脉 CT、MRI 造影及超声心动图可确诊，而肺动脉造影则是精确诊断定位及手术所必需的。

CTEPH 的发生系由于少数急性肺栓塞患者（仅为 0.5% ~ 4%）的栓子未能自溶而遗留机化，并继发血栓形成或反复发生的多个小栓子，致使肺血管床大范围阻塞形成 PH、低氧血症及右心衰竭。也有人认为发病的基本原因为肺动脉内皮细胞本身受损使 t-PA 抑制物的产生受影响，加以内皮下结构暴露而促使血栓形成。90% 以上为双侧性病变，阻塞范围通常在 50% 以上。血栓栓子位于肺动脉主支、肺叶或肺段动脉内，为白色的纤维机化物与肺动脉紧密粘连，其近侧常有较新鲜的红色继发血栓。受损的肺动脉壁薄，肺动脉与支气管间常呈纤维化而难以分离，支气管动脉扩张。与急性肺栓塞不同，PH 为本病的基本病理生理改变，PAPm 的增高程度与阻塞范围、预后相关。临床早期可出现活动后呼吸困难、低氧血症，随着病情进展，患者的氧分压可逐渐下降，pH 呈慢性呼吸性碱中毒改变。肺动脉血流阻塞后的死腔通气与通气/血流比例失调为导致低氧血症的基本原因。

一、肺动脉血栓内膜剥脱术的操作方法

手术指导原则：双侧肺动脉均须探查、胸骨正中切口、进行体外循环、准确

辨认剥离层面和充分剥离。

首先签署知情同意书，告知患者手术可能的获益和风险。手术在深低温间断停止循环下进行。患者经胸骨正中切口开胸，悬吊心包，进行体外循环插管，降温，当上腔静脉充分游离、体温降至20℃时，阻断主动脉，开始心肌保护。暴露肺动脉，并从主动脉和上腔静脉间的右肺动脉作切口，切口位于右肺动脉中央并将其延至右肺下叶动脉水平。CTEPH病变可分为4种类型：Ⅰ型为大的血管内血凝块，易在动脉切口范围内见到，在进行PTE前须移除血凝块；Ⅱ型为大的血栓，仅见内膜增厚，此型内膜剥离范围涉及肺动脉主干、叶动脉和段动脉，此型最多见；Ⅲ型为病变位于远端，在段动脉和亚段动脉水平，起初看不见有血管阻塞，由于病变处血管壁薄，确定剥离层面及进行剥离时须谨慎；Ⅳ型为未见血栓栓塞性病变，存在肺小血管疾病，此型不能行PTE手术治疗。当手术过程中寻找剥离层面时，如视野布满经支气管动脉或其他侧支循环的回血，将影响手术操作，应开始停循环，每次停循环时间不超过20分钟。剥离层面确定后，开始进行剥离，范围顺延至每个亚段分支。完成剥离后恢复循环，缝合右肺动脉切口。左侧手术同右侧一样，完成后恢复循环并开始复温。

二、肺动脉血栓内膜剥脱术的循证医学证据

PEA是CTEPH治疗的首选。2011年，Mayer等发表了一项旨在探讨PEA治疗CTEPH的安全性和有效性的国际多中心前瞻性注册研究。该研究共纳入来自加拿大的1个中心和26个欧洲中心的679例CTEPH患者，其中386例行外科手术治疗。手术组患者平均年龄为60岁，其中54.1%为男性，79.8%有肺栓塞病史。189例患者（49.2%）发生了围手术期并发症，包括肺再灌注性水肿（6.8%）、感染（18.8%）、持续PH（16.7%）、神经系统并发症（11.2%）、出血（10.2%）、心包积液（8.3%）及需要体外膜氧合治疗（3.1%），院内和围手术期死亡率为4.7%。术后患者6分钟步行距离显著增加，PVR显著下降，大部分患者NYHA心功能分级由Ⅲ/Ⅳ级改善至Ⅰ/Ⅲ级。

2012年Madani等发表了一项评估PEA治疗CETPH疗效的研究，该研究为单中心研究，共纳入了1999年3月~2010年12月在加利福尼亚大学圣迭戈医学中心进行PEA的CTEPH患者1500例，将较早治疗的1000例作为前组，最近治疗的500例作为后组。研究结果表明，前组患者住院死亡率为5.2%，后组患者住院死亡率为2.2%（$P<0.01$）。在后组患者中，三型节段性病变发生率更高。后组患者术后PVR和PAPm显著低于前组患者。该项研究说明，在有经验的医学中心，PEA手术更加安全，且随着术者和手术管理团队的经验增加，这些中心

的手术安全性将进一步改善。

PEA 治疗 CTEPH 的长期疗效确切。该手术是治疗 CTEPH 的首选治疗方案，但长期疗效的临床数据有限。一项来自荷兰评估 PEA 治疗 CTEPH 的 10 年长期生存和功能研究表明，在 9 年的随访期间，120 例 CTEPH 患者在荷兰 St. Antonius 医院接受治疗，其中 72 例进行了 PEA。研究结果显示，CTEPH 患者的住院死亡率为 6.9%（5/72）；在随后 5 年的随访期间，仅 1 例患者发生院内死亡（1/38，2.9%）。2 例患者在长期随访中死亡，平均随访 3 年。1 年、3 年、5 年的总生存率分别为 93.1%、91.2% 和 88.7%。患者术前的 NYHA 功能为Ⅲ级（58 例）和Ⅳ级（14 例），平均 PVR 为（572±313）dyn·s/cm^5。术前、术后结果比较表明，PAPm 从（42±11）mmHg 降至（22±7）mmHg（$P=0.0001$），N 端脑钠肽前体（NT pro-BNP）由（1527±1652）pg/ml 降至（160±3）pg/ml（$P=0.0001$），6 分钟步行距离由（359±124）米增至（518±11）米（$P=0.0001$），几乎所有患者功能恢复至Ⅰ级或Ⅱ级（$P=0.0001$）。此项研究结果表明，PEA 治疗 CTEPH 显示出可显著改善临床状况和良好的长期生存优势。

三、肺动脉血栓内膜剥脱术的适应证及推荐

2015 年 ESC 肺动脉高压诊断和治疗指南推荐将 PEA 作为 CTEPH 患者的治疗首选。该指南同时指出，CTEPH 手术的可行性由多个因素决定，主要包括：患者对于手术的适应性、手术团队的专业程度及其可获取的相关资源、术前 WHO-FC 分级、手术取栓的基本可行性及患者的一般状况等。

美国胸科医师学会推荐进行 PEA 的临床指征为：①经抗凝治疗 6 个月无效，NYHA 分级为Ⅲ~Ⅳ级；②术前 PVR>300dyn·s/cm^5；③肺动脉造影示阻塞范围>50%，位于肺段以上动脉（如肺动脉干、肺叶动脉、肺段动脉或亚段动脉）且手术能达到者。

四、肺动脉血栓内膜剥脱术的禁忌证

（1）肺段动脉以远的阻塞，广泛的小动脉栓塞及无法取除栓子。

（2）严重右心衰竭。

（3）明显的阻塞限制性肺疾病。

（4）合并其他脏器严重疾病等不宜手术的情况。

五、肺动脉血栓内膜剥脱术的并发症

常见并发症有：右心衰竭、再灌注肺水肿和双侧膈神经麻痹。

六、术后预防血栓栓塞的再形成与复发

肺动脉血栓内膜剥脱术后应予抗凝治疗，具体方法与急性肺栓塞术后相同。

七、手术评估

大多数患者手术效果明显，但死亡率亦较高，文献报道 PEA 围手术期死亡率为 4%～24%，与手术技术相关。目前在大多数中心，该手术死亡率已降至可接受程度。

第三节　肺动脉球囊扩张术

近年来肺动脉球囊扩张术（balloon pulmonary angioplasty，BPA）已用于 CTEPH 患者的治疗。该方法可显著改善 CTEPH 患者的血流动力学，并有助于降低和缓解 PH。

BPA 是 CTEPH 公认的首选疗法，但仍有近 50% 的患者属于远端血管闭塞而无法手术。因此，药物治疗和介入治疗就成为探索方向。日本学者发表大量文章表明，对于外科手术无法触及的远端栓塞肺动脉闭塞，用球囊反复多疗程多血管多次扩张，可以显著改善患者预后、降低 PVR 和改善血流动力学。但是再灌注性肺水肿是少见却又致命的并发症，Inami 等用压力导丝结合肺水肿预测评分（PEPSI）指导介入治疗，在提高成功率的同时，明显减少了并发症。由此，CTEPH 的治疗取得较大进展。此外，结缔组织病、肺间质纤维化、左心衰竭相关肺高压的治疗都取得进展。

一、BPA 的操作过程

1988 年首次有学者报道使用 BPA 治疗 CTEPH。多年来，此技术不断发展，目前日本学者开展此项技术相对较多，并将一些新的介入技术如压力导丝、血管内超声、光学相干断层显像（OCT）技术整合其中。现将具体步骤描述如下。

（1）签署知情同意书，告知患者相关可能的获益和风险。

（2）所有的药物治疗，包括华法林抗凝治疗，保持不变。

（3）根据肺动脉造影和肺核素灌注显像的结果，首先选择扩张的节段。一般选择网状病变节段、突然狭窄的病变节段及完全闭塞的节段。大部分情况下，从下叶开始扩张。每一个肺叶最多只能扩张两个节段，以避免严重的再灌注性肺损伤。

（4）在静脉中置入 9F 的留置鞘（主要是颈内静脉，也可采用锁骨下静脉或股静脉），通过留置鞘，使用 0.035in（1in＝2.54cm）导丝，在主肺动脉内置入 6F 长鞘，置入后予以肝素 5000U，此后术中每小时给肝素 1000U。通过 6F 的指引导管选择肺动脉分支节段，并对其行造影，然后将 0.014in 导丝通过目标节段，使用血管内超声（IVUS）评估管腔大小，并结合相关软件清晰辨别血栓和管腔。测量血栓占据管腔最明显和管腔狭窄最严重的节段的管腔直径。在使用 IVUS 评估血管完毕后，使用 2mm 球囊进行首次扩张，以避免肺动脉破裂或夹层。使用合适的球囊导管（2～8mm）扩张血管。需注意血管扩张内径不可超过原血管内径的 90%。如术中氧饱和度下降＞4% 或患者出现痰中带血，立即中止操作。一般只在单侧肺进行操作。如肺动脉压降至＜35mmHg，可在双侧肺进行操作。除非患者的 PAPm 降至＜30mmHg，否则应在首次操作 5～14 天后重复一次 BPA。在首次治疗 12～16 周后，可再行一次 BPA。

二、BPA 的循证医学证据

2001 年 Feinstein 等发表了一项评估 BPA 治疗 CTEPH 有效性的研究，该研究纳入 18 例无法手术的 CTEPH 患者，患者年龄为 14～75 岁，平均 51.8 岁。对此组患者行 BPA（操作次数 1～5 次不等，平均 2.6 次），扩张适应证为：①完全闭塞；②充盈缺损；③有证据提示血管内网状物质。共随访 36 个月。研究结果表明，BPA 可显著改善 NYHA 分级，增加 6 分钟步行距离，并降低肺动脉压力。然而，11 例患者出现了再灌注性肺水肿，3 例需要机械通气治疗。

鉴于并发症如再灌注性肺水肿发生率高，有日本学者使用较小的球囊，术中小心控制球囊扩张程度，每次操作仅扩张 1～2 处肺血管节段，并在术中使用血管内影像技术。通过上述方法的改进，使手术并发症发生率有所下降。

2012 年 Kataoka 等发表一项评估 BPA 治疗 CTEPH 疗效的研究，该研究共纳入 29 例 CTEPH 患者并行 BPA，其中 1 例患者因导丝穿孔并发症于术后 2 天死亡，在 28 例患者中，BPA 并不能术后即刻改善血流动力学水平，但随访期发现患者 NYHA 心功能分级显著改善，BNP 水平显著下降，血流动力学参数如 PAPm

和心排血量也显著改善。主要的并发症为再灌注性肺水肿，占所有治疗例数的53%。

Mizoguchi 等于2012年进行了另一项类似的研究，该研究的特点在于其操作更加谨慎，使用球囊较小，且使用 IVUS 及相关软件评估血栓和血管，并指导球囊扩张。该研究连续纳入了68例无法行手术的 CTEPH 患者，并行 BPA，每例患者平均做了4次治疗。在治疗过程中，每人平均有3个病变节段得到球囊扩张治疗。研究结果表明，BPA 可显著改善患者的 WHO 功能分级，降低患者 PAPm。1例患者术后28天死亡，死因为右心衰竭。在首次 BPA 后，平均随访（2.2±1.4）年，随访期间有1例患者死于肺炎，其余65例存活。57例患者接受右心导管检查，结果提示 PAPm 能够持续改善。41例患者（占60%）在操作后出现再灌注性肺损伤，但仅有4例需要机械通气。该研究结果表明，BPA 可以改善无法进行手术治疗的 CTEPH 患者临床症状和血流动力学水平，死亡率低。采用新方法后，再灌注性肺损伤发生率较早期研究降低，但仍>50%。

三、BPA 的适应证及推荐

2015年 ESC 肺动脉高压诊断和治疗指南指出，对于无法手术治疗的 CTEPH 患者，可考虑行 BPA 治疗。但鉴于上述研究均为小样本、非随机对照研究，且目前 BPA 尚未广泛运用，该指南仅仅将其列为 Ⅱ b 类推荐，证据级别为 C 级。期待有更多的研究进一步明确其疗效。同时指出，BPA 操作只能在具有丰富经验且患者数量较多的 CTEPH 中心进行。

第四节 肺 移 植 术

一、肺移植术的历史回顾

人体肺移植开始于20世纪60年代。1963年美国密西西比大学医学中心的 James Hardy 为一例58岁左肺门鳞癌女性患者实施了首例人类肺移植术。但患者在肺移植18天后死于肾衰竭。在1963～1983年近40例手术患者中，最长生存期未超过10个月。随着20世纪70年代环孢素 A 的问世和移植技术的进步，1981年美国斯坦福大学医院首先成功获得心肺联合移植；1983年加拿大多伦多肺移植组成功为终末期肺纤维化患者施行了右肺移植，这是世界上首例成功的临床肺移植术。1986年他们又相继成功实施了双肺移植术，开创了肺移植的新纪元，此后肺移植工作迅速发展。1986 年出现序贯式的双肺移植术。到 1997 年，手术例数已达 6639 例。血流动力学研究表明，移植后肺动脉压力和 PVR 立即下降并伴有右心室功能的改善。肺移植术后患者的生活质量良好，能恢复正常生活，有的已能够从事以往的工作。肺移植已成为治疗末期肺疾病的唯一有效方法。

目前由于各种严重 PAH 靶向治疗药物的出现，减少了 PAH 患者转运到肺移植中心的人数，并推迟了 PAH 患者转运到肺移植中心的时间。然而，对于药物治疗效果不佳并仍然处于 WHO 功能分级 III ~ IV 的患者，应当仍将肺移植作为一个重要的选项。对 PAH 患者来说，如果其对于最大剂量药物治疗反应欠佳，应推荐及早行肺移植术。如果患者对初始单药治疗反应不佳，考虑其是否适合移植是合理的。

总之，如果各种 PH 治疗手段均已穷尽，效果仍不理想，则最后的治疗手段就是肺移植。肺移植可用于各种类型 PH 的终末期治疗。

肺移植疾病谱多见于 COPD、特发性肺纤维化（IPF）、肺囊性纤维化、α_1 抗胰蛋白酶缺乏、TPAH，这些疾病占整个肺移植疾病谱的 85%。在过去 16 年间，随着肺移植技术、供体保存和围手术期处理的逐步完善，肺移植 1 年生存率已从过去 70% 上升到 85%。国际心脏和肺移植协会对世界范围内 100 多个移植中心的 23 000 余例患者进行了详细登记。2009 年的登记报告表明，肺移植患者的中位生存期约为 5.4 年，其中双肺移植的中位生存时间优于单肺移植（6.6 年 vs. 4.6 年）。PAH 患者行移植术后 5 年总体生存率为 45% ~ 50%，有明确证据表明其具有持续较好的生活质量。近年来研究表明，PAH 患者行肺移植术后生存率较前又有明显提高，5 年生存率为 52% ~ 75%，10 年生存率为 45% ~ 66%。

PAH 的病因学分析可能有助于肺移植的临床决策，因为病因不同，预后也有差别。事实上，即使是采取前列环素治疗慢性结缔组织病导致的 PH，其预后仍显著劣于特发性 PAH，而先天性心脏病导致的 PAH，则预后则相对较好。PVOD 和 PCH 导致的 PAH 预后最差，由于无良好的有效治疗手段，故此类患者一经诊断，就须被列入肺移植的行列。

二、肺移植的适应证

肺移植手术适应证：终末性良性肺疾病功能严重受损、内科药物和一般外科手术治疗无效、日常活动严重受限、预期寿命只有 1 ~ 2 年、没有其他重要脏器功能衰竭。

肺移植时机：在考虑评估移植手术时，应该考虑到疾病的病程、等待的时间及在这一地区移植前预期的等待时间和移植后的期望生存率等其他因素。普遍认为患者心功能为 WHO 分级Ⅲ级或Ⅳ级时，不论是否采取药物治疗或前列腺素治疗是何时开始的都应考虑肺移植。

美国胸外科协会和国际心肺移植协会联合制定的受体选择标准为：合适年龄，心肺移植 55 岁、单肺移植 65 岁、双肺移植 60 岁；临床和生理功能上的严重疾病；药物治疗无效或者缺乏；预期寿命有限；理想的营养状态；社会心理状态和控制情绪能力满意。

肺移植治疗 PH 的手段包括心肺联合移植和双侧肺移植，这两种治疗手段都非常有效，可用于 PAH 患者的治疗，且越来越多的患者开始接受双侧肺移植治疗。

三、肺移植的禁忌证

1. 绝对禁忌证

（1）肺外其他器官严重功能不全，包括肌酐清除率小于 50ml/min 的肾功能不全，有凝血障碍或门脉高压的肝功能不全，左心室功能不全或严重的冠状动脉疾病（考虑心肺联合移植）。

（2）急性病、危重疾病：活动性癌症或有复发可能的近期癌症病史（皮肤基底细胞癌和鳞状细胞癌除外）、活动性肺外感染（包括 HIV 感染、丙型肝炎病毒和乙型肝炎病毒感染）。

（3）严重精神疾病、不配合治疗、药物或酒精依赖、经常或最近（先前的 3~6 个月）吸烟史。

（4）严重营养不良（小于理想体重的 70%）或显著肥胖（大于理想体重的 130%）不能行走，康复可能性小。

2. 相对禁忌证

（1）长期药物控制效果差或有靶器官损害。

（2）每天泼尼松用量超过 20mg（或相等量）。

（3）机械通气（除外非侵入性通气）。

（4）胸廓手术或感染造成的胸膜广泛增厚。

（5）活动性结缔组织病。

（6）广谱抗生素用于手术下呼吸道护理（囊性纤维化患者）。

四、肺移植的手术方式

肺移植的手术方式大致包括 4 种：单肺移植、双肺移植、心肺移植和活体肺叶移植。手术方式的选择受许多因素影响，包括受体的疾病、年龄、病情严重程度、移植中心的经验、供体的稀缺性等。IPAH 患者单肺移植后围手术期管理相对困难。因此，也有很多人主张进行双肺移植或心肺联合移植。对于感染性疾病如肺囊性纤维化及支气管扩张，目前主张进行双肺移植，因为另一侧的自体肺是非常严重的感染源，对于移植后的供体肺和以后的生活质量均可以造成严重的影响。近年来双肺移植所占的比例逐渐上升，不断增加的围手术期经验及患者良好的预后和生活质量使其已经替代单肺移植，成为最受青睐的肺移植手术方式。

　　由简单分流造成的艾森门格综合征患者一般接受肺移植并同时修补心脏缺损或直接行心肺联合移植。

　　需要注意的是，对于 PVOD/PCH 患者来说，一旦诊断确立，建议其立即前往移植中心进行评估，因为可以治愈此类患者的唯一治疗方法就是肺移植，目前尚无肺移植后该病复发的报道。CTEPH 如无法进行 PEA 手术，且对其他治疗手段效果不佳，可行肺移植。

　　近年来，ECMO 治疗越来越多地用于 PH 的治疗中，2015 年 ESC 肺动脉高压诊断和治疗指南推荐其可用于清醒的 PAH 患者等待肺移植时的桥接治疗。

五、肺移植的常见并发症

　　手术成功患者的长期并发症主要有移植肺的闭塞性细支气管炎、急性器官排斥反应和机会性感染。虽然有些研究表明，心肺移植和肺移植术后患者的生活质量明显改善，但性价比还未阐明。

　　感染是肺移植术后早期最主要的并发症，也是围手术期死亡最为主要的原因。细菌性感染是围手术期最为主要的致病因素，常见的还有念珠菌、霉菌、单纯疱疹病毒和巨细胞病毒。围手术期常规使用广谱抗生素，抗生素的选择通常需要覆盖供体和受体可能的致病菌。在药敏结果出来之前通常是经验性使用抗生素，在药敏结果出来之后就要做相应调整。在早期的分泌物标本中如果分离出霉菌或者白色念珠菌，即便没有侵袭或者播散的证据，也要考虑预防性用药，氟康唑 100 ~ 200mg 一天一次口服或者静脉使用以防止念珠菌感染。伊曲康唑 200mg 口服 一天两次或者雾化吸入两性霉素 10 ~ 15mg 以防止曲霉菌感染。当供体 CMV 抗体阳性（DCMV⁺）而受体 CMV 抗体阴性（RCMV⁻）时，最容易发生 CMV 病毒感染。对于 RCMV⁻/DCMV⁺患者，术后常规应用 6 个月缬更昔洛韦预防病毒感染，对于 RCMV⁺患者则使用 3 ~ 6 个月缬更昔洛韦。

六、肺移植的免疫方案

肺移植患者均需终身服用免疫抑制剂治疗以预防肺移植后的排异反应。标准的免疫诱导方案包括兔或马抗胸腺细胞免疫球蛋白及鼠单克隆抗 CD-3 细胞抗体（OKT3）。抗排异反应的免疫维持方案选择包括：环孢霉素 A、细胞周期抑制剂（硫唑嘌呤或霉酚酸酯）及糖皮质激素。

七、肺移植的急性、慢性排异反应

1. 急性排异反应治疗　急性排异反应是肺移植术后的重要挑战，目前认为急性排异是发生慢性闭塞性细支气管炎的危险因素。环孢霉素使移植术后急性排异发生率明显下降，尽管有新的免疫抑制药物在不断开发，然而急性排异仍时有发生。抗体介导的排异反应对于激素治疗可能无效，可能需要血浆置换、丙种球蛋白及利妥西单抗等治疗。

通常选用大剂量糖皮质激素冲击治疗急性排异，可使用甲强龙 500 ~ 1000mg/d，连续使用三天。临床症状通常在用药 1 ~ 2 天后缓解，肺功能指标也在数周后恢复至基线水平。之后泼尼松改为 $0.5 ~ 1mg/(kg \cdot d)$，并逐渐减量数周后减为维持量口服。

2. 慢性排异反应治疗　慢性排异是肺移植术后影响患者长期生存的重要因素。肺移植术后慢性排异表现为肺血管的硬化。闭塞性细支气管炎（OB）在肺移植术后常见，早期病理学表现为黏膜下淋巴细胞性炎症及小气道上皮断裂，此后发生纤维黏液样肉芽组织增生并阻塞气道管腔。对于已发生慢性排异反应的患者，如已出现 OB 症状，则应加大免疫抑制剂的用量，根据血药浓度监测调整药量，并逐步调整免疫耐受水平。

总之，目前肺移植技术已经比较成熟，临床面临的主要挑战是捐献器官来源较少，造成患者转运至肺移植中心延迟和等待时间延长，这可能会增加在移植名单中的患者的死亡率或其在行移植术时病情的严重程度。另外，高昂的治疗费用也是阻碍患者得到及时肺移植治疗的一个重大因素。

第五节　肺动脉高压患者的 ICU 管理和临终关怀

PH 患者如合并有其他临床状况（如大手术）、右心衰竭或两者兼而有之，则需予以重症监护治疗。从法国的研究数据来看，PAH 患者 ICU 治疗死亡率为

41%。鉴于其预后如此之差，如果可能的话，建议将需要 ICU 治疗的 PAH 患者转运至专科中心。基础的观察包括生命体征（心率、血压、体温、血氧饱和度）、尿量、中心静脉压、中心静脉氧饱和度及血乳酸水平。如患者同时出现低中心静脉血氧饱和度（<60%）、血乳酸水平升高、少尿或无尿，这是将要出现右心衰竭的标志。ICU 治疗管理合并右心衰竭的 PH 患者的基本原则包括对触发因素（如贫血、心律失常、感染及其他合并症）的治疗、最优化患者体液平衡（通常需要静脉使用利尿剂）、降低右心室后负荷（通常需要使用肠外前列环素类似物，但有时也使用其他药物）、使用正性肌力药物以提高心排血量（首先使用多巴酚丁胺治疗右心衰竭），如有必要可使用加压药物维持系统血压水平。如患者为右心衰竭，需尽量避免插管，因为插管经常导致血流动力学状态急剧恶化。

一、右心室支持治疗

部分特定的合并右心衰竭的 PH 患者，根据病情可考虑行静动脉间体外膜肺氧合（extracorporeal membrane oxygenation，ECMO）治疗。静脉间的通路似能够改善氧合，但不能降低右心室负荷，故不适于合并右心衰竭的 PH 患者。在对此类患者使用 ECMO 方面，有两个概念需要阐明：此项治疗是恢复治疗的桥接及移植治疗的桥接。在恢复治疗桥接方面，需明确只有当患者存在恢复的可能时，对其行 ECMO 治疗才是合理的，但目前少有报道对此进行阐述。有数项研究报道了 ECMO 成功用于肺移植术前的桥接治疗，特别是对于清醒患者更是如此。其他替代方案包括连接一个无泵装置到肺循环。所有这些措施都只有在高度专业化的中心方可进行。

二、临终关怀和伦理问题

PH 的临床病程即病情逐渐恶化，时有急性失代偿发作。通常难以预测患者的具体死亡时间，因为其既可能因病情突然进展而死亡，亦可能因病情缓慢逐渐进展，最终导致死亡。临床常见医师对于患者的预后过度乐观，并误解患者的真实愿望。和患者进行开诚布公的交流，并与其探讨下一步的治疗计划，讨论其恐惧、关心什么及有何愿望，这非常有助于为患者提供良好的治疗。患者的初步诊断一旦明确，就应当为其提供讨论病情和预后的机会。需要意识到 PH 患者心肺复苏效果可能很差，所以常常最终放弃心肺复苏。因此，应当尽量让临终患者在其自助选择的地方进行治疗。如果患者已经到了临终阶段，则需要由一个多学科团队对其所有的要求进行反复评估。如果撤出患者不必要的治疗，则需多注意观察患者，并予以适当的药物控制其痛苦的症状，给予患者良好的心理、社会和精神支持也非常重要。如患者需求超出 PH 团队专业知识范围，可求助于专业的姑息治疗。

2015 年 ESC 肺动脉高压诊断和处理指南对于重度 PAH 患者 ICU 的治疗推荐见表6-2。

表6-2　不同级别 WHO 功能 PAH 患者（1 类患者）的 ICU 管理

治疗措施	分级[a]—证据水平[b]					
	WHO 功能分级 Ⅱ级		WHO 功能分级 Ⅲ级		WHO 功能分级 Ⅳ级	
推荐将心率快（>110 次/分）、血压低（收缩压<90mmHg）、少尿和进行性乳酸水平升高（无论是否由于合并疾病所致）的患者收住入 ICU					I	C
推荐对低血压患者予以强心治疗			I	C	I	C
如患者对于最大剂量药物治疗反应欠佳，推荐及早行肺移植术	—	—	I	C	I	C
如最大剂量药物治疗效果差，且有 BAS 的条件，可考虑 BAS 治疗	—	—	Ⅱb	C	Ⅱb	C

BAS：球囊房间隔造口术；a 推荐级别；b 证据水平。

参 考 文 献

李浩杰，宋云虎．2009．慢性血栓栓塞性肺动脉高压的外科治疗．中国循环杂志，24（5）：338-339.

潘欣，王承，张佑俊，等．2015．经皮房间隔造口术治疗特发性肺动脉高压合并右心衰竭效果的初步分析．中华心血管病杂志，43（4）：319-322.

Feinstein J A, Goldhaber S Z, Lock J E, et al. 2001. Balloon pulmonary angioplasty for treatment of chronic thromboembolic pulmonary hypertension. Circulation, 103（1）：10-13.

Galie N, Humbert M, Vachiery J L, et al. 2016. 2015 ESC/ERS Guidelines for the diagnosis and treatment of pulmonary hypertension: The Joint Task Force for the Diagnosis and Treatment of Pulmonary Hypertension of the European Society of Cardiology（ESC）and the European Respiratory Society（ERS）: Endorsed by: Association for European Paediatric and Congenital Cardiology（AEPC）, International Society for Heart and Lung Transplantation（ISHLT）. Eur Hearl J, 37（1）：67-119.

Kataoka M, Inami T, Hayashida K, et al. 2012. Percutaneous transluminal pulmonary angioplasty for the treatment of chronic thromboembolic pulmonary hypertension. Circulation: Cardiovascular Interventions, 5（6）: 756-762.

Kurzyna M, Dabrowski M, Bielecki D, et al. 2007. Atrial septostomy in treatment of end-stage right heart failure in patients with pulmonary hypertension. Chest, 131（4）: 977-983.

Madani M M, Auger W R, Pretorius V, et al. 2012. Pulmonary endarterectomy: recent changes in a single institution′s experience of more than 2, 700 patients. Ann Thorac Surg, 94（1）: 97-103.

Mayer E, Jenkins D, Lindner J, et al. 2011. Surgical management and outcome of patients with chronic thromboembolic pulmonary hypertension: results from an international prospective registry. J Thorac Cardiovasc Surg, 141（3）: 702-710.

Mizoguchi H, Ogawa A, Munemasa M, et al. 2012. H. Refined balloon pulmonary angioplasty for inoperable patients with chronic thromboembolic pulmonary hypertension. Circulation: Cardiovascular Interventions, 5（6）: 748-755.

Sandoval J, Gaspar J, Pulido T, et al. 1998. Graded balloon dilation atrial septostomy in severe primary pulmonary hypertension. A therapeutic alternative for patients nonresponsive to vasodilator treatment. J Am Coll Cardiol, 32（2）: 297-304.

第七章 肺动脉高压治疗的未来展望

虽然 PH 的诊断和治疗在最近几年已经取得了显著的进步，但其仍是难以治愈的疾病，迫切需要更好地了解 PH 的发病机制、开发更好更新的治疗方法、指导选择合适的治疗药物和治疗方案。

依靠新的研究方法如基因芯片、RNA 测序、蛋白质组学、新动物模型和引入其他科学领域的研究方法如持续电流研究等，有助于提高我们对 PH 的认识，从而开发更多有希望的新治疗方法。

基因治疗将是 PH 新的治疗出发点。遗传性 PAH 患者的骨形态发生蛋白受体 II 型（*BMPR2*）基因突变致功能丧失，没有发生突变的患者也可出现 BMPR2 表达减少。因此，恢复 BMPR2 信号可能对 PAH 患者有益。Spiekerkoeter 等在早期研究中确定低剂量他克莫司（FK506）可以作为一种有效的激活剂，逆转 PAH 患者的 BMPR2。基于这些发现，最近已有 3 例患者使用 FK506 治疗的报道，但仍需进一步研究 FK506 在 PAH 患者中的安全性和疗效。针对 BMPR2 功能丧失的另一种方法是使用选择性靶向该信号通路的 BMP 配体，最新研究发现 BMP9 可直接增强内皮细胞 BMP 信号，也可能是 PAH 治疗的新策略。随着遗传学研究的深入，业已发现人体和动物个体之间在低氧环境下的血管收缩反应存在差异与 PH 易患性有关。有人用比较基因组学的方法发现编码锌转运体 ZIP 12 的基因 *slc39a12* 是缺氧致肺血管重塑的主要调控基因，ZIP 12 表达的基因中断可减弱在缺氧环境下的大鼠 PH 的发展。锌转运体 ZIP 12 调节慢性低氧肺血管反应的这一作用可能在不久的将来被开发用于 PH 的治疗。

microRNAs 与间充质干细胞有望成为治疗 PH 的新途径。从动物实验到临床试验，PH 的 microRNA 表达谱已被揭示。超过 20 种 microRNAs 可能参与了 PH 的过程。大多数 PH 相关的 microRNAs 通常在 PH 发病过程中起着负面作用，令人振奋的是仍然有一些 microRNAs 能够起到对 PH 的防护作用。动物实验发现 microRNAs 或间充质干细胞可以改善 PH 的一些症状，甚至改善 PH 患者的心肺功能。miR-204 和 miR-206 是两个研究比较充分的 microRNAs，两者在 PH 患者的 PASMCs 或 PH 小鼠细胞下调。目前 microRNAs、间充质干细胞与 PH 之间的关系尚未充分明确，两者的功能机制仍然需要进一步研究。

治疗 PH 另一个迫切需要发展的是可以预测疗效、优化和个性化治疗的生物标志物。过去 20 年 PAH 的治疗药物研究取得了显著成绩，出现了多种可选择的治疗药物及治疗方案，包括单药治疗、替代疗法、联合治疗，但是各种治疗药物或方案都存在各自相应的问题，使得临床结局令人失望。口服单药治疗不能阻止 PAH 的进展；替代疗法如输注前列环素临床使用繁琐且有相当高潜在发病率；联合口服药物治疗，包括内皮素受体拮抗剂和 5 型磷酸二酯酶抑制剂类药物，虽然临床使用有所增加，但是证据仍然不足。因此，选择合适的 PH 治疗药物和治疗方案也是今后必须解决的难题。

前瞻性的识别生物标志物可以帮助指导治疗决策。鉴于 PH 的复杂性，人类尚不完全了解其发病机制，虽然已研究了许多可能成为生物标志物的指标，然而，几乎没有一个指标被确定和验证与临床相关，原因在于临床研究规模小，缺乏足够的效能；PAH 是一种异质性疾病，长期数据有限。目前指南唯一推荐的生物标志物是脑钠肽（BNP）和 N 端脑钠肽前体（NT-proBNP），但也仅用于风险分层和疗效的指标，无法指导患者预先选择适用的治疗药物和治疗方案。研究者们一方面纵向比较不同治疗方案患者的 ET-1、NT-proBNP、cGMP，以及 NO 衍生物 NO_2^-、NO_3^-、SNO 与临床指标 6 分钟步行距离和血流动力学之间的关系，以期发现可以预测疗效的生物标志物，同时也在探索新的指标。

血肿衍生生长因子（hematoma derived growth factor，HDGF）在 PH 患者肺内新生血管的形成中发挥重要作用，HDGF 水平升高与 PH 严重程度增加相关。重度 PH（如 PH 治疗失败，等待行肺移植）患者的 HDGF 水平中位数为 1.93ng/ml，显著高于对照组人群。HDGF 水平高于 0.7ng/ml 的患者更易发生心力衰竭，且 6 分钟步行距离更短，HDGF 在预测 PH 患者生存率方面有明显优势。关于 HDGF 能否应用于临床，仍需进一步检查和验证在 PH 发展过程中 HDGF 水平是否随药物治疗症状的缓解改变而变化、是否适用于儿童 PH 患者及是否可预测未来罹患 PH 的风险等。

未来我们还需进一步完善评价 PAH 治疗药物的研究方法。在临床试验中，替代终点（如对治疗的反应）与直接终点相关并不能说明替代终点可靠，只有当替代终点的变化可以可靠地预测直接终点的变化时，替代终点才是真正的替代终点。对于 PAH 来说，有效替代终点的识别一直是一个挑战。6 分钟步行距离和有创血流动力学变化（如 PVR、mPAP、CI）被认为是 PAH 临床试验的替代终点，但是这些替代终点是否可以真正替代直接终点（临床发病率和死亡率）一直存在质疑。鉴于大部分已被批准的 PAH 治疗药物是以短期内（12~18 周）6 分钟步行距离的变化这种替代终点作为主要终点指标。因此，需要修改 PAH 的药物临床试验设计来评价药物疗效和安全性。新的和即将到来的 PAH 临床试验将以复合临床恶化事件作为终点，研究时间更长的事件驱动研究，以确保新治疗方法的成功。

　　经皮肺动脉去神经支配术：为 PH 患者的治疗提供了又一新的途径。通过该治疗方法可使部分 PH 患者的症状得以缓解、血流动力学参数明显改善。但是，这一治疗方法的远期疗效及并发症仍需经前瞻性、多中心、大样本、随机双盲、对照临床试验加以验证。

　　总之，近 10 年来新型靶向治疗药物已显著改善 PAH 患者的生存率、生存质量，延缓了临床恶化时间。肺移植是难治性 PH 最根本的治疗手段，但远期病死率仍然较高，其高昂的医疗费用及供体匮乏也是临床面临的重大挑战。虽然 PH 患者的诊治整体有了很大的提高，但这是远远不够的。希望这一领域的学术和行业研究人员，深入研究，为 PH 患者的福祉慷慨努力。

参 考 文 献

Chen S L, Zhang F F, Xu J, et al. 2013. Pulmonary artery denervation to treat pulmonary arterial hypertension: the single-center, prospective, first-in-man PADN-1 study (first-in-man pulmonary artery denervation for treatment of pulmonary artery hypertension). J Am Coll Cardiol, 62: 1092-1100.

Damico R, Kolb T M, Valera L , et al. 2015. Serum endostatin is a genetically determined predictor of survival in pulmonary arterial hypertension. Am J Respir Crit Care Med, 191 (2): 208-218.

Kim N H. 2016. Group 4 pulmonary hypertension: Chronic thromboembolic pulmonary hypertension: epidemiology, pathophysiology, and treatment. Cardiol Clin, 34 (3): 435-441.

Madani M, Mayer E, Fadel E, et al. 2016. Pulmonary endarterectomy. patient selection, technical challenges, and outcomes. Ann Am Thorac Soc, 13 Suppl 3: S240-247.

Spiekerkoetter E, Sung Y K, Sudheendra D, et al. 2015. Low-dose FK506 (Tacrolimus) in end-stage pulmonary arterial hypertension. Am J Respir Crit Care Med, 192 (2): 254-257.

Tsugu T, Murata M, Kawakami T , et al. 2016. Amelioration of right ventricular function after hybrid therapy with riociguat and balloon pulmonary angioplasty in patients with chronic thromboembolic pulmonary hypertension. Int J Cardiol, 221: 227-229.

Yang J, Nies M K, Fu Z. , et al. 2016. Hepatoma-derived growth factor predicts disease severity and survival in pulmonary arterial hypertension. Am J Respir Crit Care Med, 194 (10): 1264-1272.

Zhang Y, Chen W, Xu Y , et al. 2016. Nerve distribution of canine pulmonary arteries and potential clinical implications. Am J Transl Res, 8 (2): 365-374.